知的生きかた文庫

専門医がすすめる
60代からの頭にいい習慣

朝田　隆

三笠書房

はじめに

100歳まで元気な人は、いい「頭の使い方」をしている

人生100年時代、ますます元気な人が多くなっています。

一方で、病気や認知症の心配は誰にもあるでしょう。実際、MCIといわれる認知症予備群と診断される例も増え続けています。

この差はいったいどこで生まれるのでしょうか。

さまざまな要因の中で、ひとつ明らかなのは、**日常からどれだけ脳に「いい刺激」を与えられるか**ということです。

最近の研究で、とくに**人づきあい**や**社会とのつながり**が、脳にとって最高の刺

激になっていることが明らかになってきました。

この「社会脳」というべき働きは、要は「人の心がわかる」こと。これは、**記憶力**や**集中力**、**注意力**など、生きていく上で必要なさまざまな知能とかかわっているだけでなく、使わなくなると、認知症のリスクも高まるのです。

では、この「社会脳」を鍛えるには、どうすればいいのでしょうか。

ひとりで数独やクロスワードパズル、計算問題に取り組んでも、効果は残念ながら期待できません。それよりも、**日常生活のちょっとした工夫こそが、一番大事**なのです。

たとえば――

・予定が決まったら、「10時、渋谷ハチ公前、佐藤さん」など3つ以上の情報をメモしておく

・よく行くショッピングセンターで、「いつもと違う出入口」を使う
・レジでは、大きなお札を使わずに小銭までぴったり払う
・昼寝をするときは「ソファで」「30分以内」に……

など、これらふだん何気なくやっていることを少し工夫するだけで、「新しい頭の使い方」に変わります。それによって脳が活性化し、記憶力をはじめとした社会生活を営む上で欠かせない脳の力を保つことにつながります。

本書ではこれらの方法の中でも、**医学的にもおすすめのやり方を誰でも簡単にできる形**にして取り上げました。多くの方々が試して効果を体感し、また、認知症専門医として私自身も積極的に取り組んでいるものばかりです。

毎日の習慣にするためのちょっとしたコツもお役に立つことでしょう。さっそく「頭にいい習慣」にチャレンジしてみてください。

朝田　隆

もくじ

1章　物忘れ、人の名前……記憶力で困らないためにやっておきたいこと

2章

頭にいい刺激になる7つのポイント

3章 「出かけるとき」こそ頭をフル活動させるチャンス

4章 脳をずっと健康に保つ、この食事・運動・睡眠

5章 読む、考える、楽しむ……「知的習慣」の活かし方

6章　100歳まで大丈夫な頭をつくるために

本文イラスト――中村知史

1章

物忘れ、人の名前……
記憶力で困らないためにやっておきたいこと

〈記憶力〉をキープし続けるために

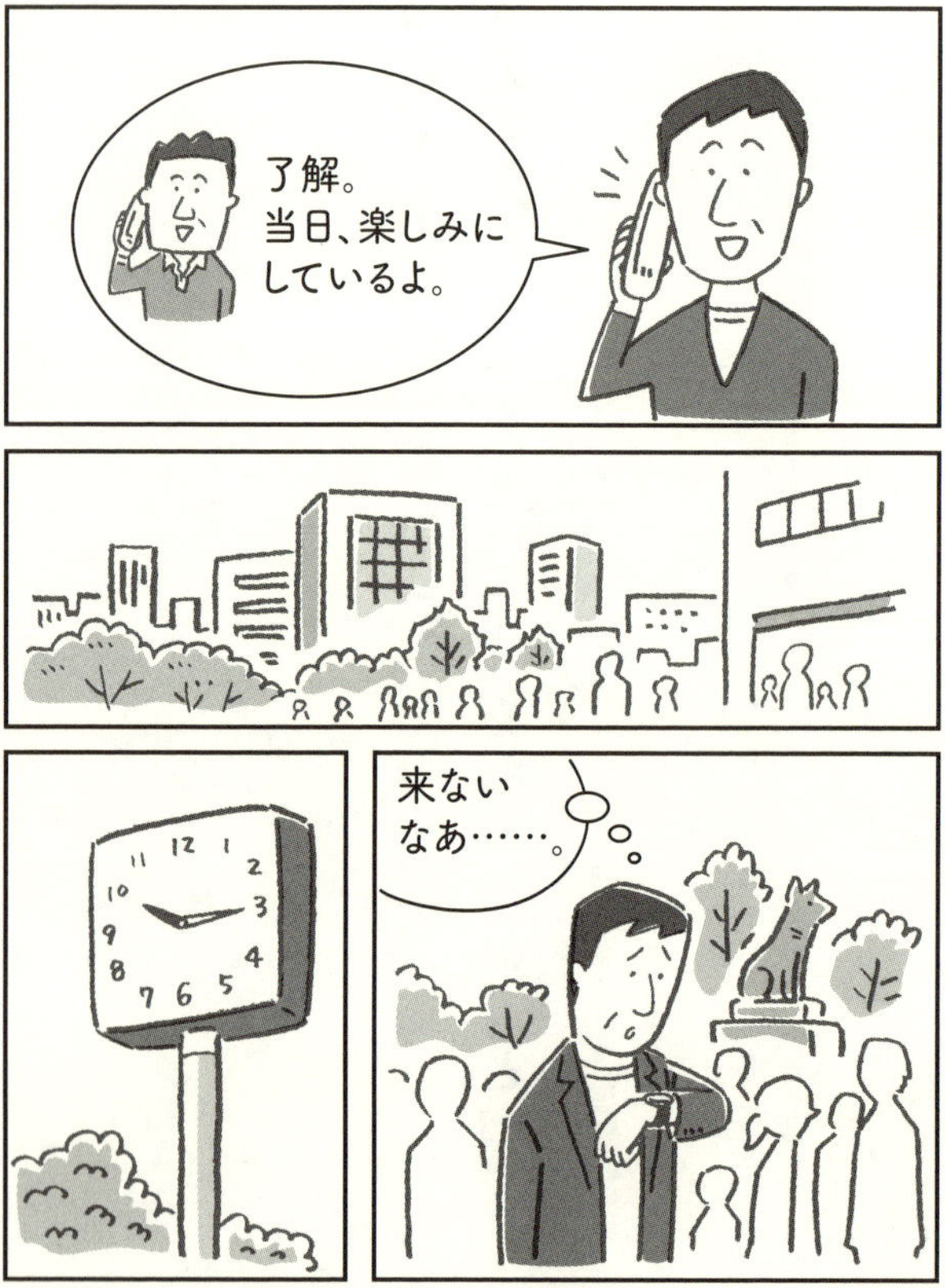

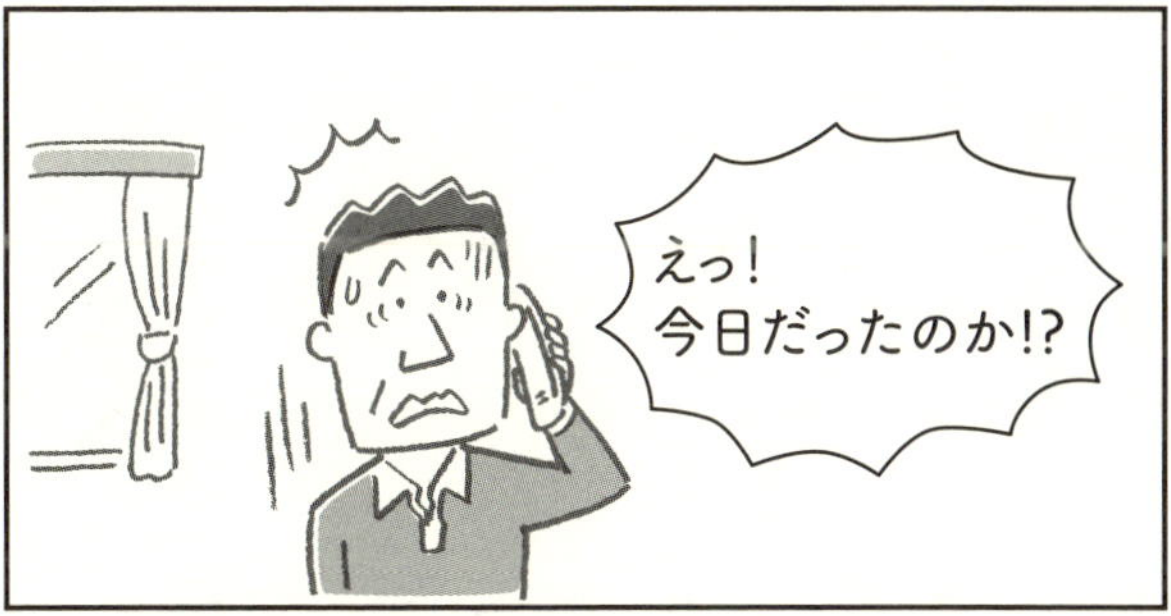
えっ!
今日だったのか!?

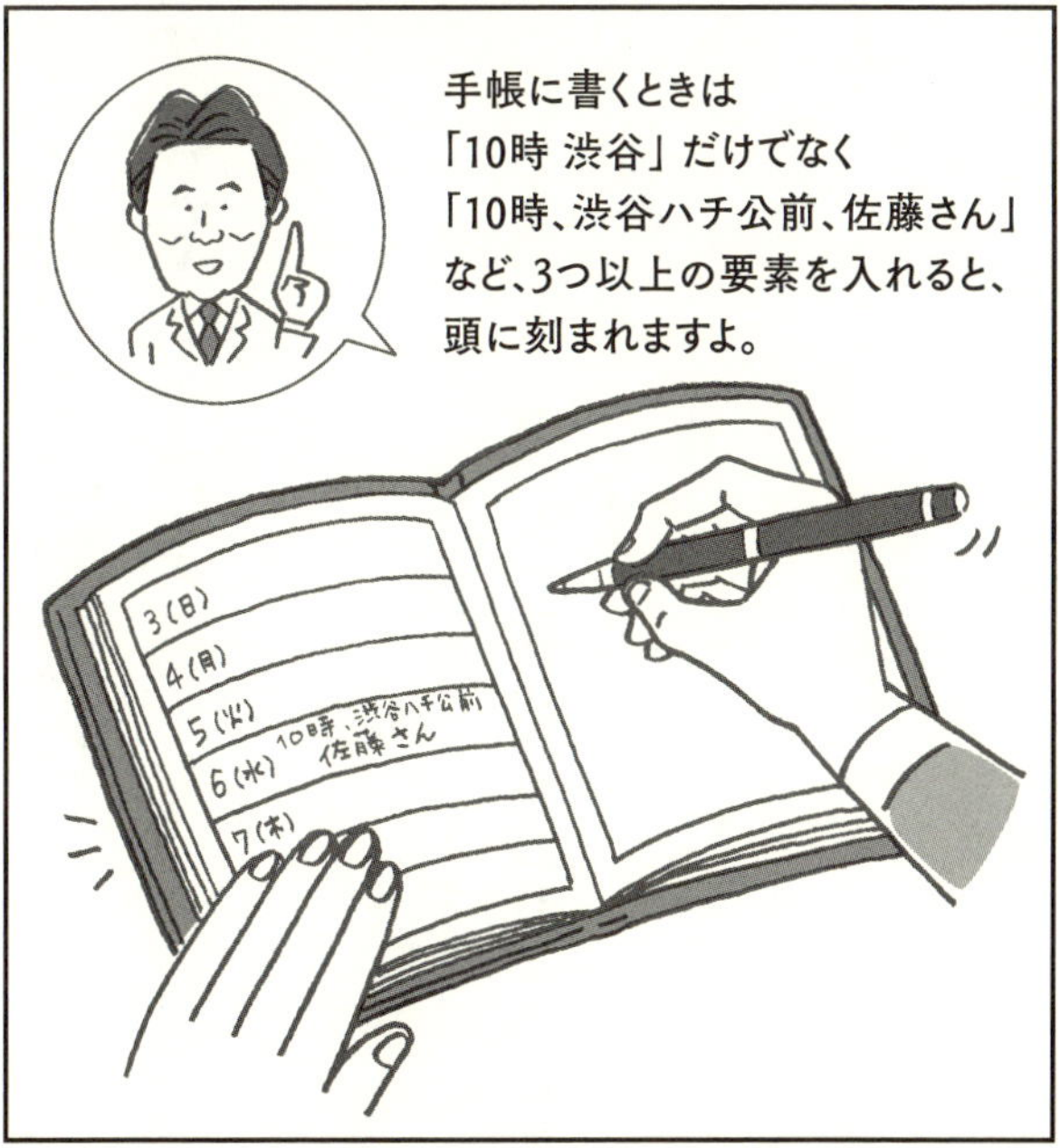
手帳に書くときは
「10時 渋谷」だけでなく
「10時、渋谷ハチ公前、佐藤さん」
など、3つ以上の要素を入れると、
頭に刻まれますよ。
3(日)
4(月)
5(火)
10時、渋谷ハチ公前
佐藤さん
6(水)
7(木)

→くわしくは、30ページへ

1 物忘れには「ふつうの物忘れ」と「要注意の物忘れ」がある

誰にも思い当たることですが、年齢とともに物忘れが気になります。とはいえ物忘れには、専門医に相談したほうがいい**「病的な物忘れ」**と、心配にはおよばない**「年齢相応の物忘れ」**とがあります。

「病的な物忘れ」の代表が、その人にとって忘れるはずがないほど印象深い出来事や経験をすっかり忘れてしまうこと（ちょっと専門的になりますが、これを「エピソード記憶の障害」といいます）。

一方、「年齢相応の物忘れ」では、こうした出来事や経験の大枠は覚えていて、くわしい中味のことを覚えていない状態です。

よく誤解されるのですが、アルツハイマー病などの認知症になっても、この「病的な物忘れ」が毎日のように起こるわけではありません。

最初は1年に1～2回くらいのものですが、しばらくたった頃に、またおかしな物忘れをする……ということがくり返されるようになります。

そうすると、周囲もだんだんと「何かおかしいのでは？」と気づくようになる例が多く、社会生活に支障をきたすことになります。

では、こんな場合はどうでしょうか？

・キッチンに行ってはみたけれど、そこで何をしようとしていたか思い出せない
・2階の部屋に上がったのに、何を取りにきたのかわからない

・人と話をしている途中でトイレに行って戻ったら、それまで何をしゃべっていたかを忘れてしまった……

こうした現象は多くの人にあり、年齢相応のものです。

同じように見える物忘れでも、それが「病的な物忘れ」なのか「年齢相応の物忘れ」なのかを見分ける方法があります。

たとえば、**目にしたものを見てハッと気づいたり、人から何かヒントを与えられたり、自分の行動を振り返ったりすると思い出せるのなら、これは「年齢相応の物忘れ」**であり、大丈夫です。

そんなときは、関連するものや連想できそうなものを次々にあげてみたりすると、早くスムーズに思い出すきっかけになります。しかし、

・電車に乗っているときに、目的地がどうしても思い出せない

・会話の途中で何を話しているかわからなくなり、相手から教えられても腑《ふ》に落ちない
・約束し、手帳にも予定を書いてあるのに、説明されてもピンとこない……

などということになると、これは問題です。できれば一度、「物忘れ外来」など専門医に相談することをおすすめします。

記憶力は社会生活を営む上で欠かせないものです。そこでこの章では、日常生活で簡単にできる記憶力を守る方法をご紹介していきます。

2 電話は短縮番号でなく「035……」などと番号キーを使ってかける

「よし、覚えた」「しまった、忘れた」……と記憶には自信と不安がつきまとってきますが、ひと言で「記憶」といっても、脳の中ではすごいメカニズムが働いています。次の４つのことが順番に行なわれているのです。

①新情報をインプットする「**記銘**」
②それを保存しておく「**保持**」
③保存したことを思い出す「**再生**」
④思い出したことが正しいか確認する「**再認**」

こんなメカニズムでできあがっている私たちの記憶には、面白い性質があります。

それは、**感情に強く結びついた記憶ほど保存されやすい**というもの。うれしい思い出や、悲しい思い出はもちろん、ショックだった経験などは記憶に残りやすいのもこのため。

ちなみに、認知症になると、古いことは覚えていても新しいことをすぐ忘れてしまいがちです。それは、新しいことを覚えようとしても、先の①「記銘」や②「保持」がうまくいかない、つまり〝頭の中の記憶箱〟に入れることがうまくいっていないせいだ、といわれます。

つまり記憶に残すためには、まずは〝頭の中の記憶箱〟にしっかりキープされることが必要です。

そのためには、感情に強く結びついていることが大事なのですが、日常は、何らかの感情を揺さぶることばかりではありません。

そんな場合の記憶のコツとして、**「語呂合わせや関連づけして、イメージとして覚える方法」**が有効です。あるストーリーの一部としてとらえることで、より多くの感覚を使うことになり、覚えやすくなるからです。たとえば——

・**電話番号を覚えるとき**は、学生時代に$\sqrt{5}$を「ふじさんろくおうむなく（2・2360679）」としたような「語呂合わせ」をする

・**パスワードを設定するとき**は、私（朝田）だったら、「ASD22315（あさだ・ふじさんいこう）」など、言い方を工夫する

・**人の名前を覚えるとき**は、漢字のイメージとセットでする（「吉永さん」なら女優の吉永小百合をイメージする）

などの方法があります。

私たちが記憶をするときはもともと、「文字の記憶」と「絵や風景などの視覚

記憶」との2つの方向から行なっています。おもに前者を左脳が、後者を右脳が受け持つとされます。

それだけにこの**「文字だけでなくイメージとともに覚える方法」**は、記憶の両方を働かせ、左右の脳を刺激するので覚えやすく、忘れにくいのです。

とはいえ最近は、電話も昔のように自宅に公衆電話からかけるのにピポパとボタンをプッシュすることなく、スマートフォンを使うことが多くなっています。「電話帳機能」「通話履歴」をクリックするだけで、いちいち番号キーを押す必要すらなくなってきました。これでは記憶力を鍛えるせっかくのチャンスを逃す一方です。

ときには、**記憶力を鍛えるための脳への刺激として、スマートフォンで電話をかけるときもあえて番号のキーを押して**はいかがでしょうか。

3 「ここまで出かかっているのに」を解決するコツ

「えーと、あれ何だっけ？　ここまで出かかっているのに……」

思い出せそうで、なぜかなかなか思い出せないときがあります。

私たちの記憶は、いったん「覚えて終わり」ではありません。必要に応じて頭の中から取り出せなければいけません。

先にご紹介した記憶するためにやっている4つの流れ――①**「記銘」**、②**「保持」**、③**「再生」**、④**「再認」**――のうち、③「再生」がそれにあたります。

私たちの〝頭の中の記憶箱〟は、整理された情報が、きれいに収納されているわけではありません。断片的な情報が、どちらかというとデタラメな形で保存されています。

そのため通常は何かを思い出すとき、バラバラにしまわれている情報の中から**あるひとつの情報を「手がかり」にして、あとはイモヅル式に思い出していくの**です。いうならば、連想ゲームのような感じです。

ただ、一度覚えたことも時間がたつとともにボヤけてしまいがちです。なので、思い出したときにそれが正しい記憶なのかチェックしなければなりません。

たとえば、実際の体験と思い出された内容とが明らかに違ってしまっては、まわりからは「あの人は話を盛りすぎだ」「自分ばっかり美化している」などと思われかねません。

ある程度年齢を重ねると、こうなりがちです。これはこのチェック、つまり④「再認」作業の老化現象かもしれません。

では、覚えたことを正確に思い出すには、どうすればいいでしょうか。

そのヒントは、**「くり返しの効用」**といわれるやり方にあります。

これは「エビングハウスの忘却曲線」という有名な法則なのですが、**復習をくり返すことで忘れる割合が減り、記憶が固定していく**ことをいいます。

脳の性質上、ある記憶が翌日には80％まで失われてしまっても、ここで復習すると100％に戻ります。戻った翌日にはまた85％まで低下しますが、ここで再び復習すれば100％に戻るのです。

こうやってくり返しの復習をすることで、記憶は次第に固定されていきます。

先の項目でお話しした電話番号も、新しく覚えたものであれば、そこに電話をかけるたびにあえてスマートフォンの番号キーをくり返し押すと、記憶が固定されていくというわけです。

また、この「くり返しの効用」を活かす応用編として、**「2行日記」**をおすすめします。

手帳やノートなどに、その日のメインイベントや心に残ったことを箇条書きでいいので1行か2行書くだけです。

もちろん書く内容自体は日によって異なるわけですが、毎日「書く」という行為をくり返すことが脳への刺激となり、日々の出来事が記憶に残りやすくなっていきます。

いろいろなことで忙しく過ごした日など、書こうとすると案外すらすら書けないときもあります。でも、ご家族のヒントや指摘で「あっそうか！」と思い出しながら書いておきましょう。

4 手帳には「10時渋谷」でなく、「10時、渋谷ハチ公前、佐藤さん」と書く

「電話番号は、03―6801―8718です（ちなみに、これは私がいるクリニックの電話番号です）」

と聞いたとき、短い数秒の間だけは「03―6801―8718ですね」とそらんじることができ、書き取ることもできます。

また、商品の値段のように、一瞬覚えてその直後にアウトプットすれば忘れてもかまわない、そんな記憶もあります。

こうした記憶を「作業記憶」といい、瞬時だけ覚える記憶です。

私たちの脳の中の「前頭葉《ぜんとうよう》」部位の外側かつ上部のほうで営まれるものですが、

この部分は記憶力のもとになり、この本でもこれから取り上げていく集中力や注意力などにもかかわる重要なところ。

それだけにここの機能が下がっていくと、だんだん日常生活に支障をきたすようになっていきます。

大事なこの部分を鍛えるための**手軽にできるコツがメモを取ること**。誰もがやっていることですが、医学的にもその効果が認められているのです。

記憶力は、心身のさまざまな機能をたくさん使うほど確かなものになるという特徴があります。その点メモは、まず**手を使って「書く」、次に目で見て確認する「黙読」**を行なうことですでに2つの機能を使っています。その上、さらに書いたものを読む、つまり、**口を使って「音読」**すれば、より記憶が確かなものになるのです。

加えて、たとえば手帳に予定のメモを書き入れるには、こんなひと工夫が効果的です。「6日水曜日」の欄に、

「10時渋谷」

とだけ書くのではなく、

「10時、渋谷ハチ公前、佐藤さん」

と3つくらいの情報は書き入れましょう。

そうしておかないと、「この日の『10時渋谷』は、誰と渋谷のどこだったか？」と、思い出しにくいときがあるからです。

また、**メモする手帳やメモ帳を1冊に決め、いつも身につけておく**こと。どこに書いたかを忘れたり、書いた紙をなくしたり……を防ぐためです。

そして、「くり返しの効用」（28ページ参照）を活かして、何度もその手帳を開いてチェックする習慣をつけましょう。

その点でも、**手帳やメモ帳の大きさは、つねにポケットに入れておけるくらいのサイズ**がおすすめです。

ある方は手帳をなくさないために、薄い手帳に穴を開けてヒモをつけ、首からぶら下げるようにしていました。

「持ちやすい」「書き込みやすい」「読みやすい」ものを選ぶといいですね。

5 予定は「いつも決まった時間」に必ず確認するようにする

私たちの「記憶」には、過去にあった出来事を覚えておくことばかりではなく、未来に行なう出来事、つまりスケジュールを覚えておくという役割もあります（これを「展望記憶」といいます）。

こんなことはありませんか？

人と午後3時に会う約束をしていたのに、気がついたら待ち合わせの時間を過ぎていたり、あるいは、午後3時（＝15時）を夕方5時と勘違いしてしまったり、心配した相手から電話がかかってきてハッと気づいたり……。

スケジュールなどは、単に覚えているだけではなく、適切なタイミングでそれを思い出し行動に移せなければ意味がありません。

この「展望記憶」が低下すると、人と会う約束をすっぽかしたり、電車に乗っていて次の駅で降りるはずが、つい考えごとをしているうちに3つ先の駅まで行ってしまって約束の時間に遅れたり……などということを起こしてしまいます。

このような失敗をしないための対策として、前述のように手帳をくり返しチェックすることがおすすめですが、そんなしょっちゅう確かめているわけにもいきません。

そんなときは記憶が定着する **「夜、寝る前に」** とか、その日の予定を確認すべく **「朝、起きたら」** など、**時間を決めて手帳を見る**ようにするといいでしょう。

そして、手帳のその書き込みを見たときは、**〝チェックマーク〟を書くようにする**と、より強く印象に残ります。

しかも手も使うことになるので、余計に忘れにくくなります。

さらに絶対に忘れては困ることなら、もう手段は問いません。手のひらに書いておくとか、ノリの強い付箋に書いて手の甲に貼る、さらには大きな紙に「3時から山田さん」などと書いて机の上に置いておくといった形で体の機能を使うしかありません。

もう少しスマートに――というなら、目覚まし時計やタイマー、また、iPadや携帯のアラーム音を使う。最近はこれらを上手に活用するシニアも増えています。

大事なスケジュールも、工夫ひとつでしっかり覚えておくことができます。しかもこうした工夫を実践すること自体が、脳へのいい刺激になるのです。

人との約束を忘れないために

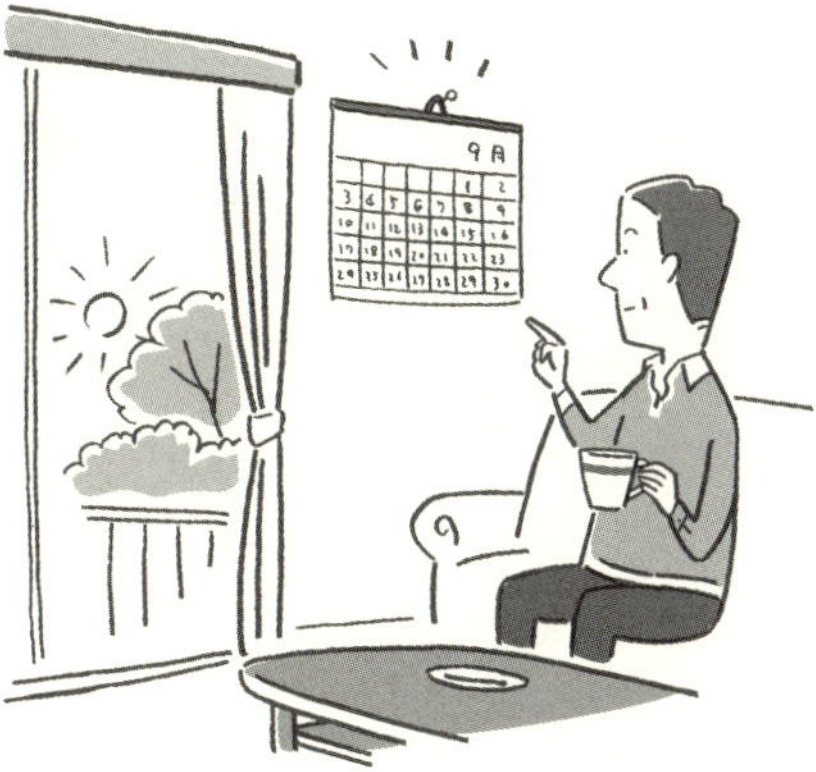

▶▶「朝のコーヒーのとき」など、
予定のチェックは毎日決まった時間に

6 その場の「におい」が印象に残ると、記憶が鮮明に

物忘れの中でもとくに困るのが、「その人にとって印象深いはずの経験や出来事そのものをすっかり忘れてしまう」というもの。

これを専門的には「エピソード記憶の障害」といいますが（18ページ参照）、アルツハイマー病の代表的な症状です。

たとえば、2週間前に甥《おい》の結婚披露宴に出席して、親戚みんなと楽しく会食したことを忘れてしまう……というようなケースです。

その場で何を食べたとか、誰と話したかという一部分ではなく、「披露宴があ

ったこと自体」を忘れてしまうのです。

その背景には、以前に述べた脳の中で行なわれている記憶の4つの流れ（22ページ参照）のうち、①新情報をインプットする「記銘」、②それを保存しておく「保持」の部分がうまく働いていないことが考えられます。

これが軽度のうちは、数日後はまだ覚えていて、1週間あるいは1カ月後には忘れてしまう程度です。

しかし、だんだん進行していくと、「昨日のあの出来事自体をすっかり忘れてしまった」というほど悪化してしまいます。

まわりからすればまるで冗談のようですが、ご本人もすっかり忘れているので、指摘されても他人ごとです。仮にうすうす自覚していたとしても、「バカにされた」とか、「失敗のあら探しばかりされる」という思いが先だって、いい気分ではありません。

こんな状態にならないために、日常でできるトレーニング法としては、**出来事を積極的に人に話す**ことが効果的です。

人に話すことで、その出来事を改めて思い出すばかりか、「これを人に話した」という新たな記憶も加わって残りやすくなるのです。

さらに、**そのときに感じた〝におい〟をセットにして覚える**と、より効果が高まります。五感の中でもとくに**嗅覚《きゅうかく》は、記憶との関係が強い**ことがわかっているからです。

たとえば、観光名所の庭園に行った話を人にするとき、

「バラのいい香りがしていたヨーロッパ式庭園だった」

など、においと関連させて思い出を語るといいでしょう。

ふだんから意識して、この嗅覚と記憶の関係を活かして脳を刺激することもできます。

たとえば、食事は香りをかいで、それを意識してから食べる。

そして、「昨日は何を食べたか」を、その〝におい〟とともに思い出してみるのも手です。

7 「人の顔」を忘れない法

「人の顔」はなかなか覚えにくくなります。より簡単に覚えて忘れないためには、ちょっとしたコツがあります。

あなたは初対面の相手の顔のどこを見ていますか？

・目を見る
・目ばかりをジーッと見られないので、顔全体をまんべんなく見る
・目、鼻、口、眉、アゴなど、顔のパーツを見る
・顔色や表情を気にかける

・横顔もチェックしておく……

など、さまざまでしょう。ですが、脳のメカニズムからは一番いい方法があります。その人の顔を「ちょっと斜めから」見るのです。

ふつうは相手の顔は真正面や真横から見るでしょう。この場合、顔に関する情報を平面（2次元）でとらえています。

これに対して**「ちょっと斜めから」見ると、立体的（3次元）な見方**になります。だから、口元の形、大きさ、鼻の高さなど、さまざまなことが目に入ってきます。つまり、情報量が多いのです。

情報量が多ければ、それだけ記憶に残りやすくなります。

また、**脳の中には「顔細胞」といって、人の顔を記憶することに特化した神経細胞があります。**

そしてこの細胞は、「目→鼻→口」の順に重点を置くといわれます。

ですから、**人の顔を覚えるときは、意識して「ちょっと斜めから」、「目→鼻→口」の順によく見るようにすれば、効率よく覚えられる**のです。

顔を覚えていてあいさつするのは、社会生活を営む上で基本です。気持ちのいいコミュニケーションで人とのつながりを広げていくためにも、顔を覚える力は鍛えておきたいですね。

人の顔を忘れないコツ
——ちょっと斜め方向から相手を見る

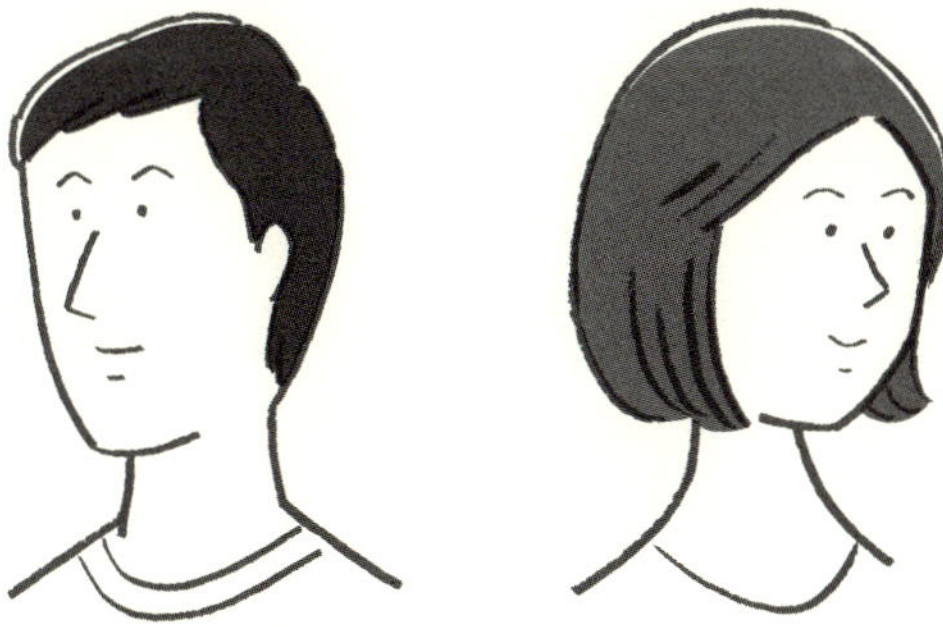

▶▶ 人の顔は「目→鼻→口」の特徴で覚えている。
斜めから見ると、立体的で印象に残りやすい

2章

頭にいい刺激になる7つのポイント

毎日の家事も「脳トレ」になります

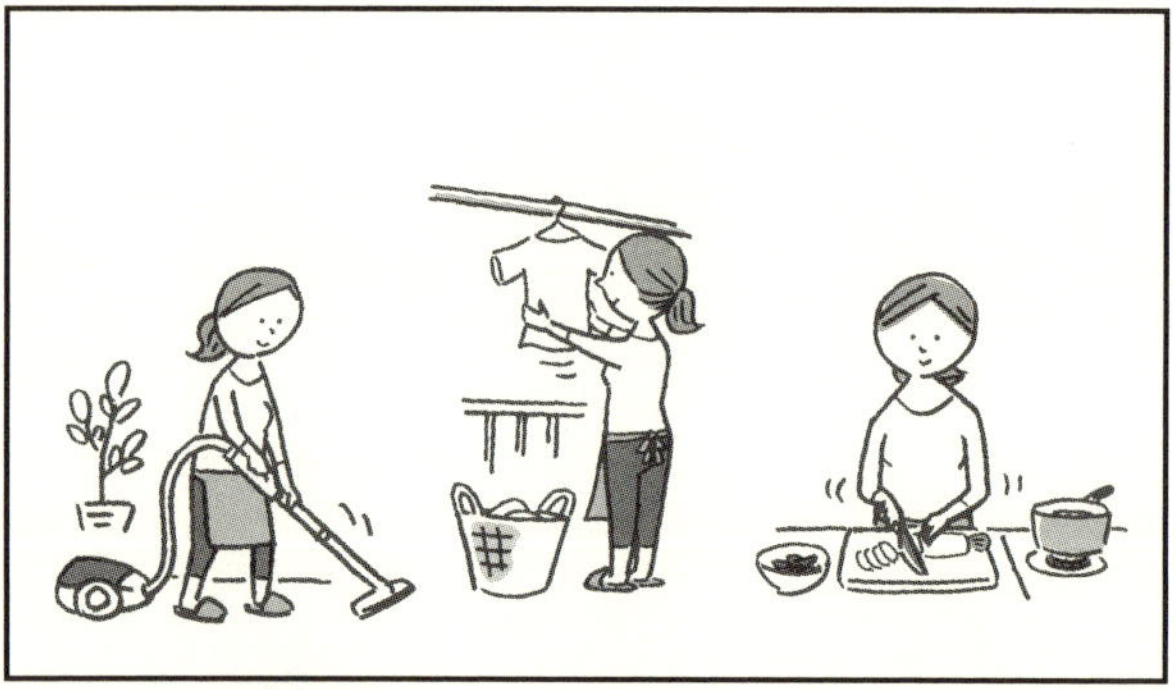

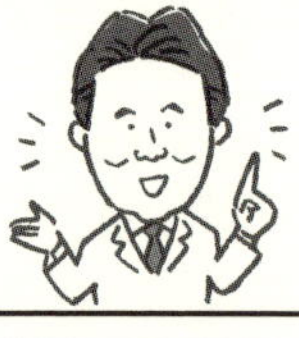

毎日、何かと忙しいですよね。
でも、せっかく家事をやるなら
脳トレにしましょうよ。

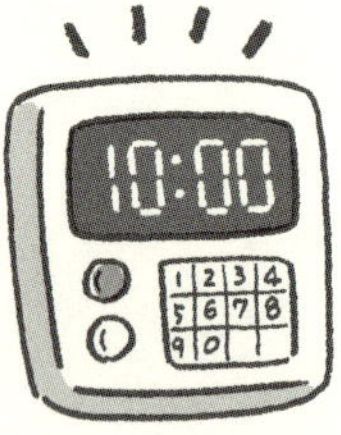

ポイントはキッチンなどにある
「タイマー」を使うこと。

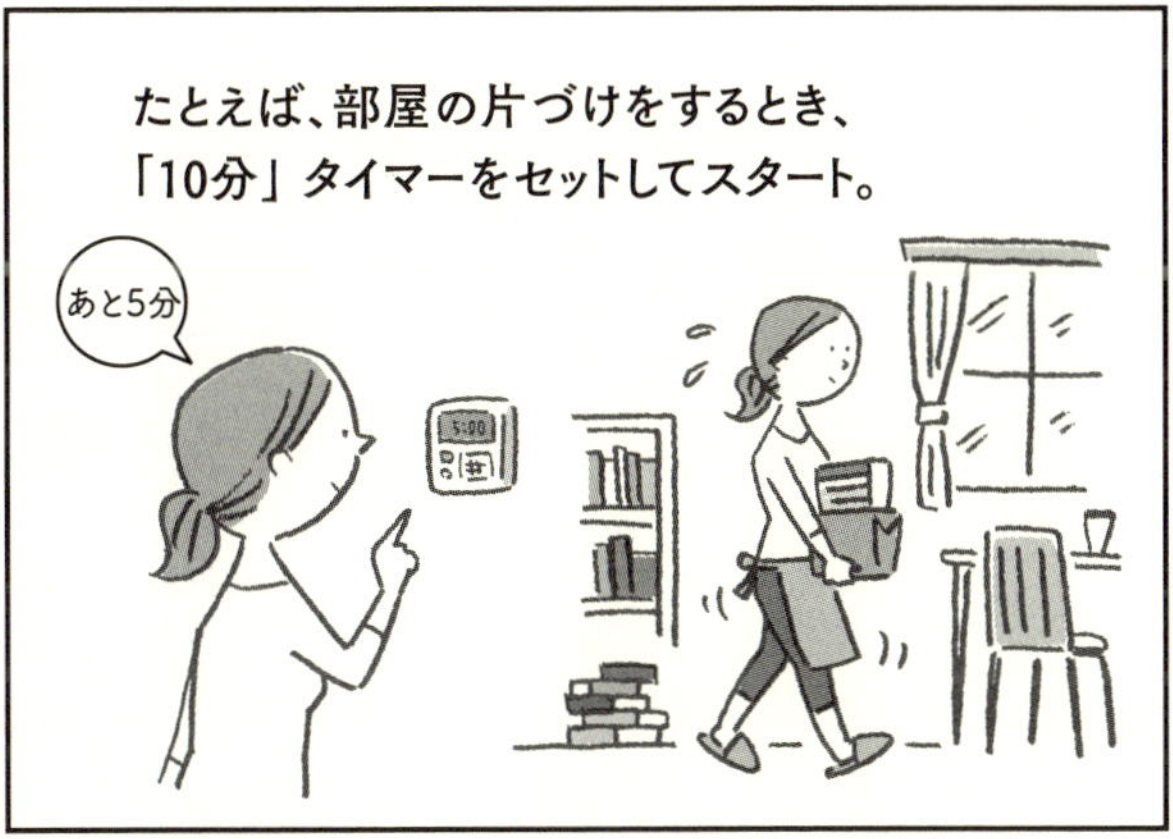
たとえば、部屋の片づけをするとき、
「10分」タイマーをセットしてスタート。
あと5分

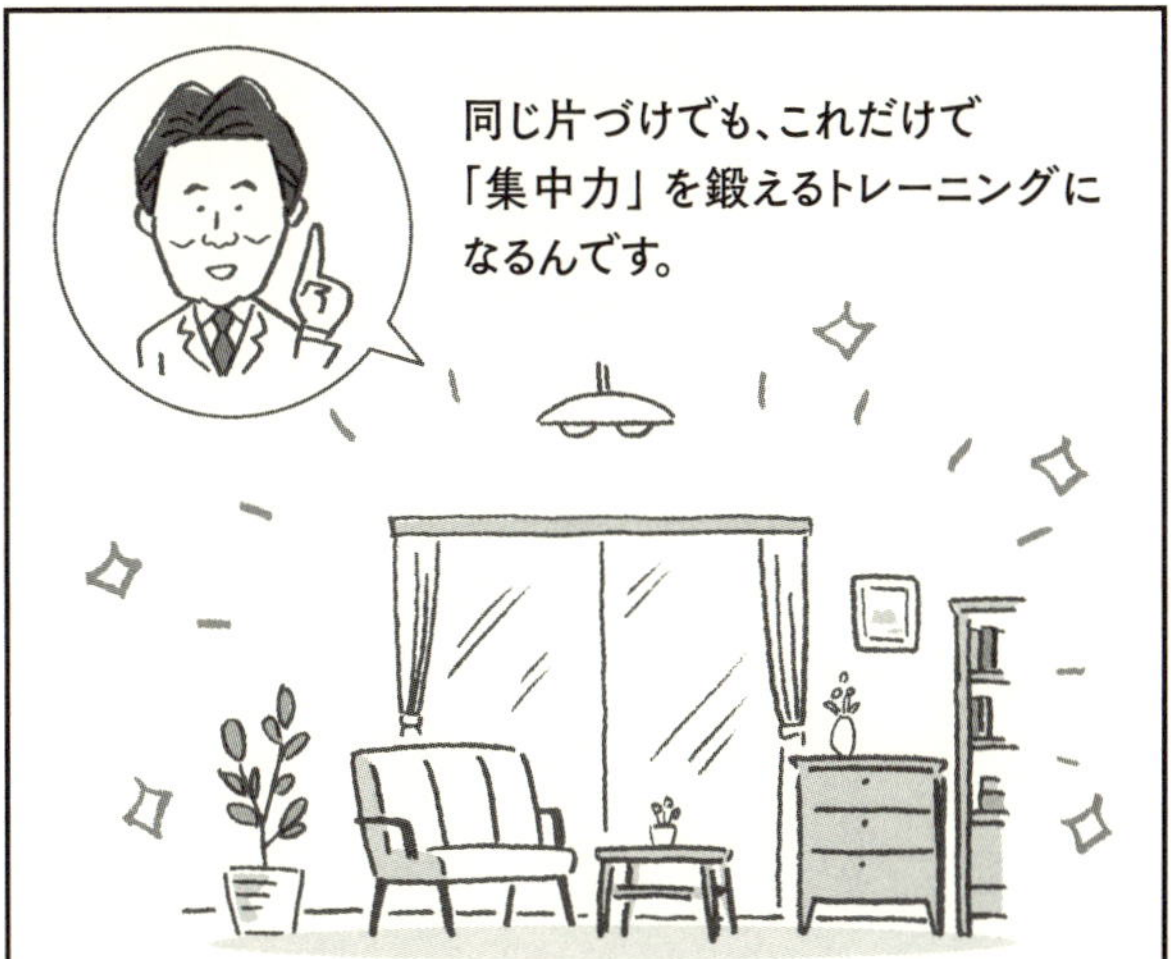
同じ片づけでも、これだけで
「集中力」を鍛えるトレーニングに
なるんです。

→くわしくは、54ページへ

1 注意力が散漫になるのは心配なサイン

私たちが何かを行動するときには、そこに「注意力」が働いています。

この**注意力がしっかり働かないと、日常生活に支障をきたすことになり、注意力を失ってしまう病気が認知症だともいえます。**

私たちにとって大事な注意力も、中味をよく考えると次の４つに分かれます。

①集中する注意力
②分散する注意力

③全般的な注意力
④選択的な注意力

よく「集中力が落ちた」と表現するときは、「**①集中する注意力**」が衰えている状態です。

次の「**②分散する注意力**」は、たとえば、人とおしゃべりしながら食べる、会話しながら並んで歩く、などのように2つの行為にそれぞれ注意を払えること。いわゆる「ながら動作」です。

シニア世代になると、食事中に楽しくおしゃべりをしだすと、食べながら話すことができず、つい箸《はし》を置いてしまうように、「ながら動作」ができにくくなることがあるのもこの状態です。

さらに**「③全般的な注意力」**は、３つ以上のことに注意を向けること。

たとえば、人とおしゃべりしながら食べていても、周囲の状況や次に起こりそうな事態にも気を配っていられる状態などがこれにあたります。

社会生活を送る上で、ここは非常に重要です。

昨今、高齢者ドライバーの運転が問題になっているのも、この「③全般的な注意力」の衰えの影響です。


では、どうすればこの注意力をアップできるでしょうか。

たとえば、**人と食事をしているときに自分だけ先に食べ終わらない**、もしくは、**話すことに夢中になって自分だけ食べ遅れない**ように気をつけること。

ふだん何気なくしている、「相手のペースに合わせて食べる」のも、じつは、「③全般的な注意力」がしっかり働いている証拠なのです。

ですから、食事会やコース料理などで、会話を楽しみながら、他の人と食べるペースを合わせるだけでも、それが脳にいい刺激になっているのです。

そして、最後の「**④選択的な注意力**」は、たとえば、大きな駅の改札などで友人と待ち合わせをしていて、たくさんの人の中からその人を見つけ出すとき、あるいは、部屋にいろいろな物が雑然とある中で、どこに置いたか思い出せない腕時計を探すときなどに必要な能力です。

この注意力は、先にふれた「①集中する注意力」を使いながら、ターゲットをもれなく探していくことが大切になってきます。

また、物を探すことについては、70・72ページでもくわしくふれましょう。

2 「タイマー」を使って脳を活性化する

・何か作業をはじめても続かない
・気が散りやすい……

疲れているときにはこうなりがちですが、もしこんな集中できない状態が続くようになると、ちょっと心配です。

なぜならこれらは認知症の人、あるいは、その予備群とされる軽度認知障害（ＭＣＩ）の人の特徴でもあるからです。

この「集中力」は、前の項目でお話しした「注意力」と密接に関係しています。

ふだんの生活でつねに集中力をキープしておくことは、脳全体の活性化に効果的です。

集中力を鍛え直すトレーニングのひとつとして、**「しばり（制限）」を設ける方法**があります。

おすすめは、**タイマーを使うやり方**。

たとえば、片づけをするとき、外出の身支度をするときなどに、タイマーで時間を決めてからはじめるのです。

ちょっとした片づけの場合だったら、10分くらいを目安に。

この**タイマーを使った「10分片づけ」をすると、集中力をアップできる**だけでなく、体をテキパキと動かすのでいいエクササイズにもなります。一度試してみる価値はあります。

ちなみに認知症が進むと、部屋が散らかりやすくなる傾向があります。

その他、集中力をキープするのに役立つ**体の筋力を鍛える方法**もあります。

おすすめは、同じ姿勢をキープする筋力である「静的筋力」を鍛えること。この筋力が鍛えられていると同じ姿勢を続けやすくなるので、集中しやすくなるわけです。

ちょっとした時間でできるトレーニングは、**片足立ちを1分間**です。

この運動ともいえない程度の運動でも、脳の機能を高めたり、脳血管の障害が少なくなったりすることが科学論文でも報告されています。

実際にやってみると、慣れないうちは、片足だけで体のバランスを取るのはかなり大変なことに驚きます。

グラグラしてしまうこともあるでしょう。安全のために、すぐにつかまれるものがある場所でやってみてください。

ポイントは、どちらか一方の足だけを続けるのではなく、左右交互にやること。

まずは、自分がやりやすいほうの足からはじめてみてください。

くり返すうちに、20秒↓40秒↓60秒などと両足とも少しずつ安定してできるようになります。

毎日の積み重ねが実感できる楽しいトレーニングです。

3 料理づくりが頭を鍛える

最近、認知症にならないための知的トレーニングとして注目を集めているのが、**2つのことを同時に行なう「デュアルタスク」**といわれるもの。

いわゆる「ながら動作」です。

とくに体を動かしながら頭を働かせると、脳の活性化に効果的です。

たとえば、歩きながら頭の中で、

・100から7を順番に引いていく（100－7＝93、93－7＝86……）

・俳句や川柳をつくる

ことをします。昨今問題の「歩きスマホ」と違って人に迷惑をかけるわけではありませんが、夢中になりすぎて道に飛び出したりしないように。

歩きながらやる計算は7を引くのが簡単にできるなら、次々と数字を変えて、101から8を引く、1000から6を引くなど、アレンジしてみてください。

私自身が最近行なっているのは、**歩きながら「100から7を引いて2を足す」という方法**。100から7を引いて93、それに2を足すから95、また7を引いて88、それに2を足して90……というようにくり返します。

こうしたデュアルタスクのトレーニングを行なうと、認知症を予防するために大切な脳の部位である「頭頂葉《とうちょうよう》」に効くのです。

さらに、2つのことを行なう「デュアルタスク」よりも、**脳を活性化する効果がより高いと期待されるのが、3つのことを同時に行なう「トリプルタスク」**です。

たとえば、クリニックで行なう脳トレのひとつに、歌いながらやる「歌詞間違い探し問題」があります。あえて数カ所誤りの入った歌詞を用意して、それを歌いながら誤りを見つけるのです。

「ずいずいずっころばし」のようなシンプルで馴染《なじ》みのある歌でも、「歌詞を見る」「その歌詞に誤りがないかチェックする」に、「歌う」という作業がひとつ加わると、一気に難しくなります。

せっかくなら、日常生活の中でこの「トリプルタスク」のトレーニングができるといいですね。

「料理をする人はボケない」といわれることがあるように、料理はおすすめ。た

とえば、

・フライパンで肉を焼きながら、
・野菜をサラダ用に切り、
・合間に、火にかけた味噌汁が煮えすぎないようにチェックする

というのは、まさに３つの作業を同時に行なうトリプルタスク。

ちなみに、ある人に教えてもらった料理の理想は、３つの料理が完成したときに調理道具も片づけ終わっていることだとか。

最近は、定年後に料理教室に通う男性も増えています。

これまであまりやったことがない方でも、手軽にできる脳のトレーニングとして、ぜひ料理にはトライしてみてください。

4 「頭にもいいウォーキング」のやり方

健康管理やダイエットのために――とウォーキングに励む方が増えています。

せっかくなら体の健康だけでなく、注意力や集中力アップにつながる「脳の健康」のための時間にしたいもの。

前項でご紹介した、同時に2つのことを行なう（デュアルタスク・58ページ参照）時間にしてしまえばいいのです。

歩きながら簡単な計算問題をやったり、俳句や川柳をつくったりする方法をご紹介しましたが、他にも面白い方法があります。

おすすめは、**ウォーキングしながら「漢字」を思い出す**こと。私は「宙書《そらがき》」と呼んでいます。

ポイントは、ただ思い出すのではなく、出てきた漢字を空中に書くようにイメージすること。

たとえば、**今日は「さんずい」の漢字、明日は「くさかんむり」の漢字、明後日は「きへん」の漢字など**というふうに決めて、歩きながらいくつ思い出して空中に書けるかトライします。

「さんずい」であれば河、汗、泳、流……、「くさかんむり」なら草、花、茶、若、茂……、「きへん」だと林、札、机、村、柱、桃……など、どんどん出てきますね。

はじめのうちは、案外スムーズに出てこなかったり、ちょっと待てよ、とばかりに立ち止まってしまうことがあるかもしれません。

ですが、この「まごつき」が大事。ふだん使っていない脳が刺激されている証拠です。

出てきそうで出てこない……と、思わず真剣になってしまうことが、脳にとても「いい刺激」を与えているのです。

他にも、たとえば大通りを散歩しながら、向こうから来る**クルマの数を、「乗用車」と「トラックやバス」に分けて、数える方法**もあります。「乗用車が5、トラックが2」「乗用車が8、トラックが3」とどんどん増えていきます。

一瞬でクルマの種類を見分けた上で数えなければならないので、思った以上に頭はフル回転になることでしょう。

あるいは、スーパーに買い物に行くなら、季節ごとの旬の野菜の種類を思い浮かべながら歩くこともいいトレーニングになります。

　ちなみに、クリニックでこれらのトレーニング法をご紹介したところ、**「ツーバックしりとり」**というものが流行しました。

　こんなふうに行ないます。

　２人で、ふつうのしりとりをします。

「りす」→「スイカ」→「かもめ」などと順番にいっていき、「かもめ」をいった人が相手に、「かもめの２つ前は何？」と尋ねるのです。「ツーバック」とは「２つバック」、つまり２つ戻ること。

　慣れないうちはなかなかパッと出てきませんが、何度かやっていくうちにコツをつかんで、スムーズに答えられるようになっていきます。

　さらに難易度を上げて、３つ前を尋ねる「スリーバックしりとり」にすることも。ますます脳への刺激になりますね。

　私も参加していますが、このしりとりは脳のトレーニングとして、かなり効果が高いと考えています。

5　玄関先にちょっと「ひと工夫」

家を出てしばらくして、「あれっ、玄関のカギを閉めてきたかな？」と心配になる。

他にも、ガスを切ってきたか？　部屋の電気は？　冬であればストーブは？……と気になり出すと、止まらなくなってしまいます。

私自身、身に覚えがありますが、どうしても年齢とともに注意力が落ちて、「うっかり忘れ」が多くなってしまいます。これは自然なこと。

とはいえ、家にまた戻って確認したりしていると、約束に遅れそうになったり……と、困ってしまいます。

しかも、あわてているときや、何か考えごとをしていると、余計に「うっかり忘れ」が増えてしまうもの。

そこで、**「うっかり忘れ」のミスを防ぐためには、「指差し確認」と「声出し確認」をセットでする**ことをおすすめします。

よく電車の車掌さんがホームの上で指を差しながら、「右よし」などといって発車ＯＫの確認をしている、あの方法です。

おすすめのやり方は、「チェックシート」（69ページ参照）を用意して、「指差し確認」と「声出し確認」が終わったものにチェック印をつけるようにすること。

確認が終わったということで必要なことはみんなやった、と記憶がたしかになり、不安になることがありません。

たとえば、**「外出時のチェックシート」**なら、玄関に置いておくといいですね。

他にも、**「寝る前のチェックシート」**もいいでしょう。

「電気よし、ガスよし、コンセントよし、玄関の戸締りよし、ベランダのカギよし……」など、「指差し確認」「声出し確認」をして、チェックシートにチェック印をつけていきます。

単純な作業のようですが、指を差す、声に出す、確認する……という作業を同時に行なうことで、脳への刺激となり、注意力をアップさせるトレーニングとしても優れた形です。

とはいえ、がんばりすぎると、それがかえってストレスにもなりかねません。

ときには緑の多い公園をゆっくり歩いたり、海や川などで自然の風や音を楽しんだりするなど、「五感に気持ちのいい刺激」を利用して、脳を休息させることも重要です。

「うっかり」を防ぐ工夫

安全チェック

□キッチンの火元
□窓のカギ
□テレビやラジオのスイッチ
□部屋の照明
□エアコンやストーブ

持ち物チェック

□財布
□スマートフォン、携帯
□定期券やSuicaなど
□手帳やメモ
□今日、持っていくために用意したもの

▶▶ 玄関先にこのようなシートを置いておくだけで、記憶の不安は解消

6 たとえば、「メガネ」を探すとき、どうしていますか

メガネを頭にかけたまま、「メガネはどこ?」と探す有名なコントがあります。人のことだと笑っていても、自分がやってしまうと笑えません。

メガネに限らず、何かと「探し物」が多くなっていませんか。

家の中だとリラックスしているせいか、無意識のままに物を置いてしまって、そのまま置き忘れたりするものです。

「ない!」と気づいた瞬間、すぐにあちこち探したくなるものですが、そこはちょっと待ってください。

動き出す前に、「なくす前後のこと」をまずは思い返してみることが大切です。

たとえば、「ここで上着を脱いだよな」とか、「ここでハンドバックをテーブルに置いたんだわ」などと自分の動作を順を追って思い起こせば効果的です。それによって、どこに置いたかを思い出しやすくなります。

探し物の途中で思わぬものを見つけてそっちに意識がいってしまったり、ふと別のことを思い起こしたりすると、いつまでたっても肝心の探し物は見つかりません。しまいには、「あれっ、何を探していたんだっけ?」などという始末に。

そうならないためにも、**探し物の名前を念仏のように唱えて探す**のは効果的です。「メガネ、メガネ、メガネ……」といいながら、メガネを探すのです。

あるいは、**探し物に関連する品(メガネであればメガネケース)を手に持って探すのも注意力のキープ**に役立ちます。

もともと男性は探し物が苦手といわれます。ちょっと見て「ない」と決めつけずに、下手なのでていねいに探すつもりでちょうどいいでしょう。

7 「探し物」がすぐに見つかるコツ

探し物というとよくありがちな、こんな話も聞きます。

探し物が、思いがけないところ、「まさかこんなところに……」という場所からひょっこり出てくること。

「ここにあるわけがない」という思い込みが原因になることが多くあります。

ありがちなのが、家具のスキマ。たとえば、ソファに座っていてポケットにカギを入れたつもりがこぼれ落ち、ソファのシートのスキマに入ることもあります。

他にも、ゴミ箱。まさか捨てるはずがないと思っても、ここで見つかることが結構あるのです。たとえば、大事なことをメモした紙を新聞のチラシと一緒に捨てていたり……。

これは忙しかったり疲れたりしているときなどに起こりがちです。

また、いつの間にか落としてしまって、机や椅子の下から出てくることも多くあります。

ですから、**探し物をするときは、「スキマ」「ゴミ箱」それに「机と椅子の下」はチェック**することです。

他にも、**「保護色・擬態《ぎたい》」のせいで見つからないこともあります。**

これは探し物が背景の色や周囲に溶け込んでしまっている状態。よく目をこらして見ないと、まぎれてしまっているのです。

たとえば、たたんだ衣類の上に手袋がポンと置いてある場合、見えているのに気づかないことがあります。これは、上に乗っているのも同じ衣類だ、などと脳が勝手に理解し、ここにはないと決めつけてしまうのが原因でしょう。

男性によくあるのが、「黒い財布」が「黒いカバン」の中に入っていてわからなくなっていること。同じ黒色でまぎれて、なかなか見つけられないのです。あせると、より見落としやすくなります。それだけに、**「ここにあるはず」**という落ち着いた気持ちで探すほうがいいでしょう。


それでも見つからないときは、どうするか。

姿勢を変え、「目線」を変えてみるのも手です。

たとえば、床に落として見つからないのであれば、高いところから眺めているのではなく、拭《ふ》き掃除をするように目線を床に近づけると見つけやすくなります。

また、机の上を探すときなら、椅子に腰かけて目線を水平にしてていねいに机の上全体を見渡すことです。

いずれにしても「上から目線」で、ざっと探そうとしては見つかるものも見つかりません。

最後の手段は、意外かもしれませんが、いったん探すのをやめてみること。別のことを考えたり行動したりすると、ふとしたときに思い出すときがあります。脳のスイッチが入れ替わるからでしょう。

ちなみに私のお恥ずかしい経験ですが、「冷蔵庫からカギ」が出てきたことがあります。

たまたまカギを持ちながら冷蔵庫の扉を開けていたとき、玄関に配達業者の人が来て対応してしまったのです。まさか自分が冷蔵庫にカギを入れたなんて想像もつきません。いくら探しても見つからず、探すのをあきらめたらひょっこり出てきたというわけです。

3章

「出かけるとき」こそ頭をフル活動させるチャンス

外出先でも頭は活性化できる

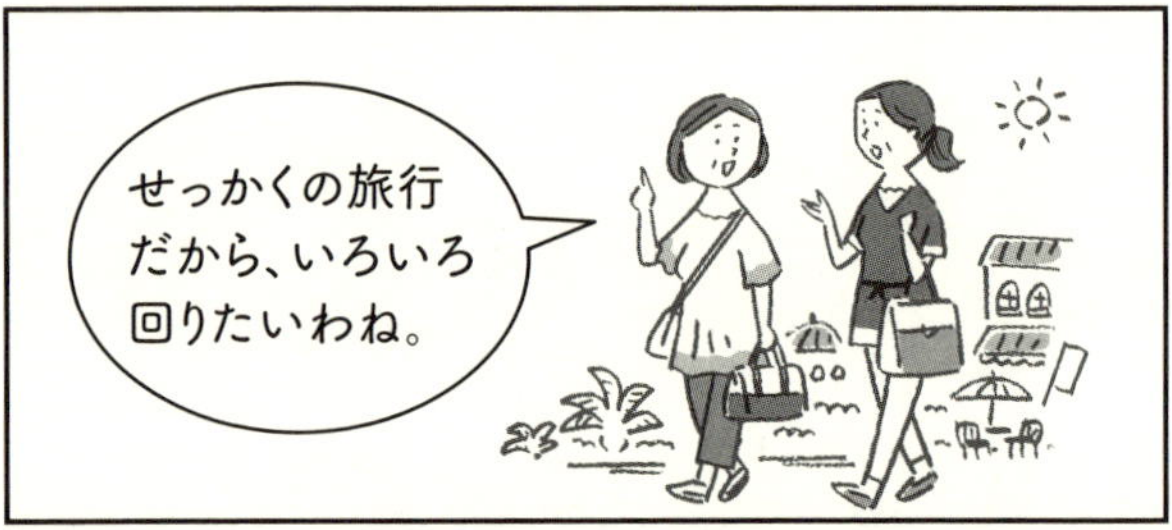
せっかくの旅行だから、いろいろ回りたいわね。

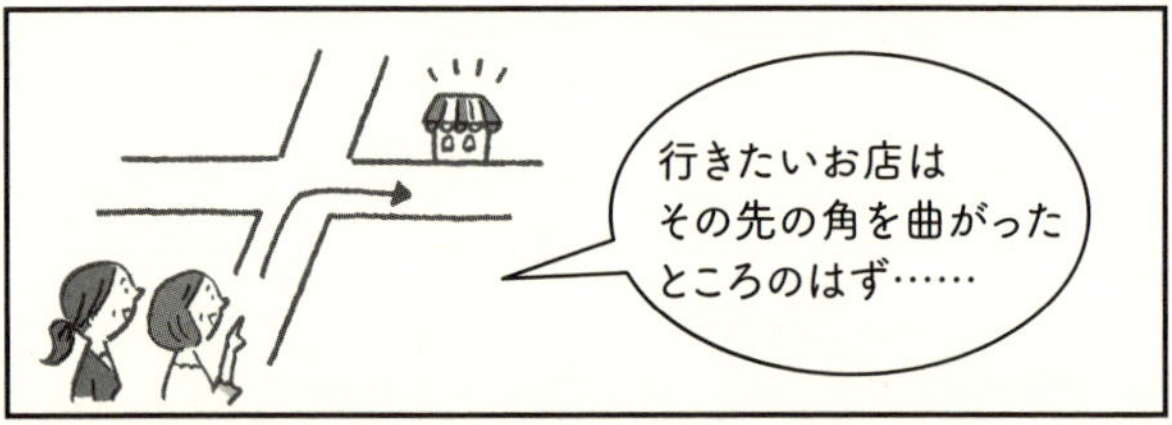
行きたいお店はその先の角を曲がったところのはず……

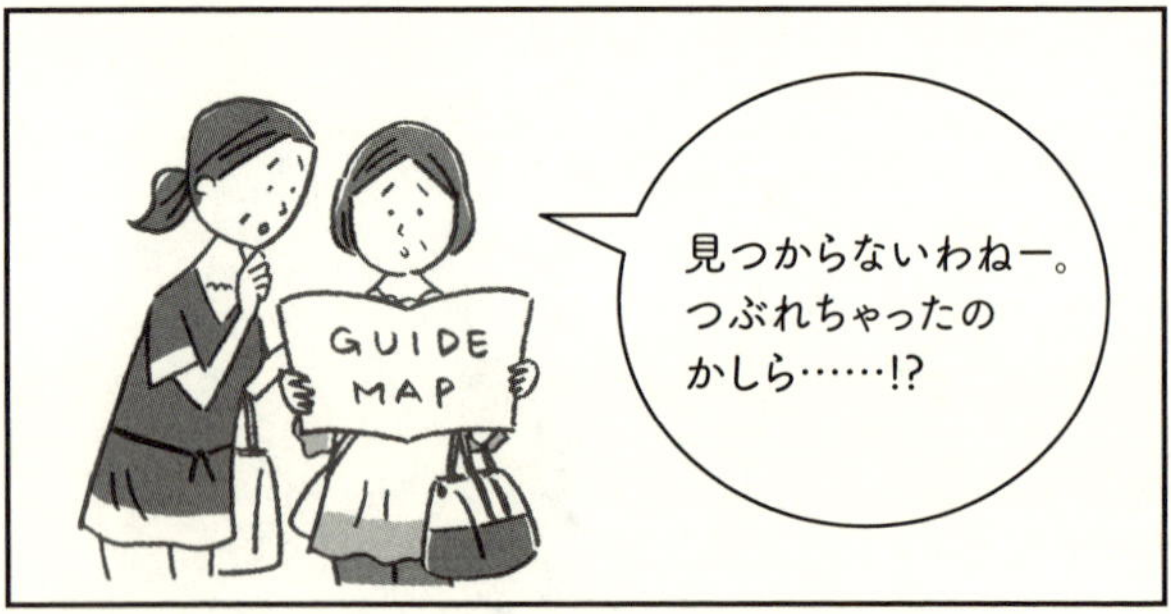
見つからないわねー。つぶれちゃったのかしら……!?
GUIDE MAP

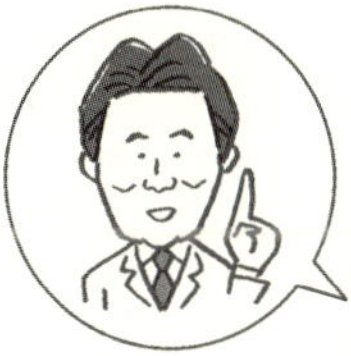

「方向感覚」は認知機能の上では
非常に大切なものです。
日頃からちょっとしたトレーニングで
鍛えられます。

たとえば、よく行くスーパーやショッピングモールで、
“いつもと違う出入口”を使ってみましょう。

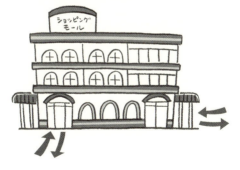

→くわしくは、94ページへ

1 道を忘れないのは「目印」しだい

「道に迷う」

「地図を上手に読めない」

年齢に関係なく、〝方向オンチ〟を自覚している方がいます。

ですが、もし、

「いつも行っている場所なのに、なぜか道に迷ってしまう」

「目的地に行けても、帰り道がわからなくなる」

などが起きるようになったら、ちょっと気になります。脳の中の方向感覚を働かせる能力が落ちてきた可能性があるのです。

この能力は、物を見てそれを正しい位置関係や距離感でとらえるために必要な「視覚の力」です（専門的には、「視空間能力」といいます）。

道を覚えたり、地図を読んだりするには、この「視覚の力」を鍛える必要があるのです。

ふだんの生活でできる簡単なトレーニング法があります。

はじめての場所に「地図を見ながら」向かうこと。

お店でもレストランでも美術館でもいいのですが、その場所だけでなく、その地域自体にこれまで行ったことがないのであれば、なおさらいいトレーニングになります。

このときに重要なのは、まっしぐらに目的地に向かわないこと。**地図を見ながら行く途中で周囲を見回し、建物や目印になる看板などを確認しておく**のです。

たとえば、

「あっ、ここにコンビニがあるのだな」

「○○銀行の大きな看板が見える」

などとチェックしながら、目的地に向かいます。

そして、着いたらそこまでの道順を見てきた風景とともに思い出して、頭の中に地図を描きます。これが、「視覚の力」を衰えさせないコツです。

そして帰り道は、現物の地図を見ながらではなく、できるだけこの「頭の中にイメージした地図」で歩きます。

できれば、自宅に戻ったあと、この頭の中の地図を紙に描き出してみると、より確実に「視覚の力」を鍛えることができます。

「方向感覚」は脳にとって重要

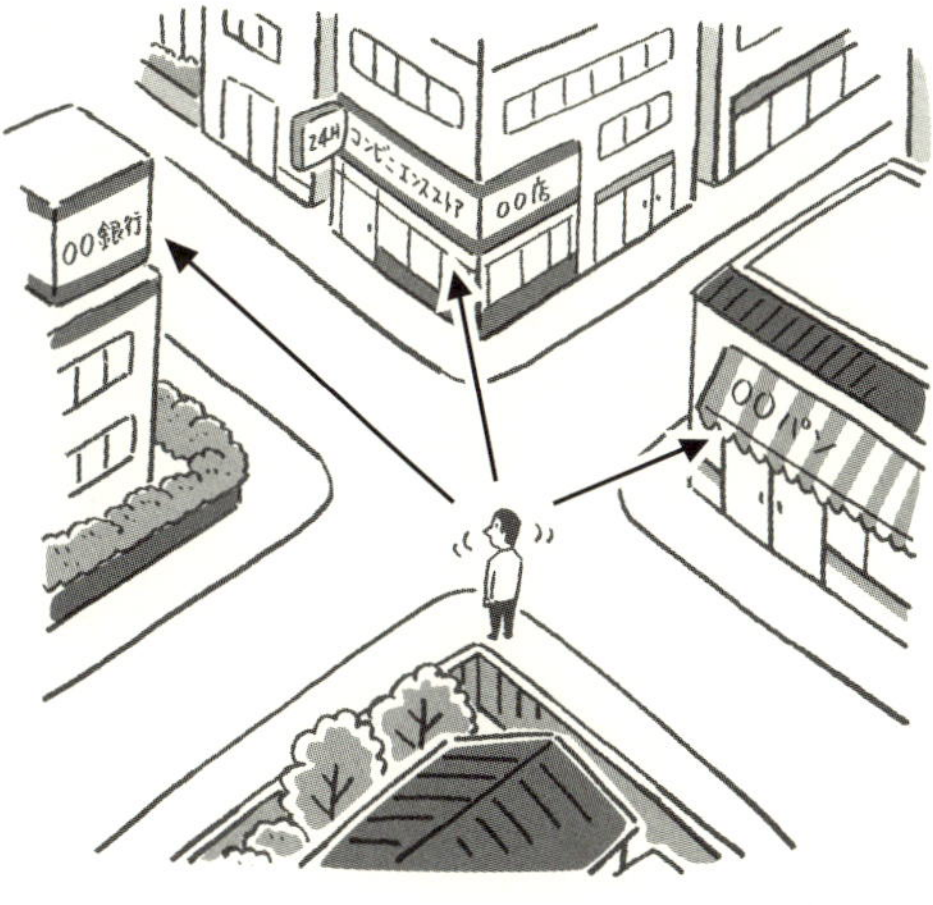

▶▶ 交差点で「目印」となる
店や看板をよく見ておくことも
方向感覚を鍛えるコツ

2 食卓でやっていることは、じつは脳にすごい刺激になっている

ある朝、目覚まし時計のアラームを止めようと手を伸ばし、うっかり時計をひっくり返してしまった――。

こんな経験はないでしょうか。

つまり、時計が180度、上下が逆になったような状態です。

そのときがもし、朝の8時なら、ひっくり返った状態の目覚まし時計を見ても、「あっ、8時だな」と読めるでしょう。

頭の中で時計の文字盤を回転させて正しい位置に戻したイメージを描く、とい

正しい位置にある時計

逆さになった時計

う高度な働きを脳がしてくれているからです。

だからこそ、よほど寝ぼけていない限り、ひっくり返って逆さになっている状態の時計の針をそのまま見て、「深夜の2時半か」とは思わないのです。

このように本来の見え方とは違っていても正しい位置に見直せる脳の能力は、「メンタルローテーション」と呼ばれます。

45度より90度、90度より１８０度な

ど、回転する角度が大きくなっていくほど、元の位置に戻して考えることが難しくなるのです。

ふだんは意識しませんが、歩いていて道順や方向がわかって迷わず進めるのも、この能力が存分に働いてくれているおかげです。

また、たとえば、交差点でカーブミラーを見るとき、映った車が左からか来るのか右からかはわかりますよね。このときも、頭の中で映った車を正しい位置に戻して見ることを一瞬のうちに行なっています。

あるいは、自分のほうへ向かって来るのか来ないのかの判断も、この能力のたまものです。

この大事な能力が低下してくると、左右や上下の感覚がわかりにくくなってきます。

だからこそ、日常の中で、ちょっとしたトレーニングをしていることが大事です。

今日からできるおすすめの方法があります。

ふだん食卓でパートナーと向かい合って座っているならチャンス。食卓に料理を並べる係をぜひ引き受けましょう。

89ページの絵のように、**まず自分の側の食卓に料理を並べておきます。そして、次に腕を伸ばして、反対側のパートナーのほうも同じように並べてみてください。**

あなたとパートナーのそれぞれの茶碗、お椀、箸、皿などを、左右も遠近も、それぞれが着席したところから見て同じになるように並べます。

これはあなたから見て、180度の回転をした絵を頭の中でイメージしている状態です。

ちょっとでも戸惑うようなら、メンタルローテーションの力が落ちはじめている兆候かもしれません。

食事の準備の手伝いをしながら、ちゃっかり自分の脳を活性化——今日から取り組まない手はありません。

毎日の食卓で脳を活性化

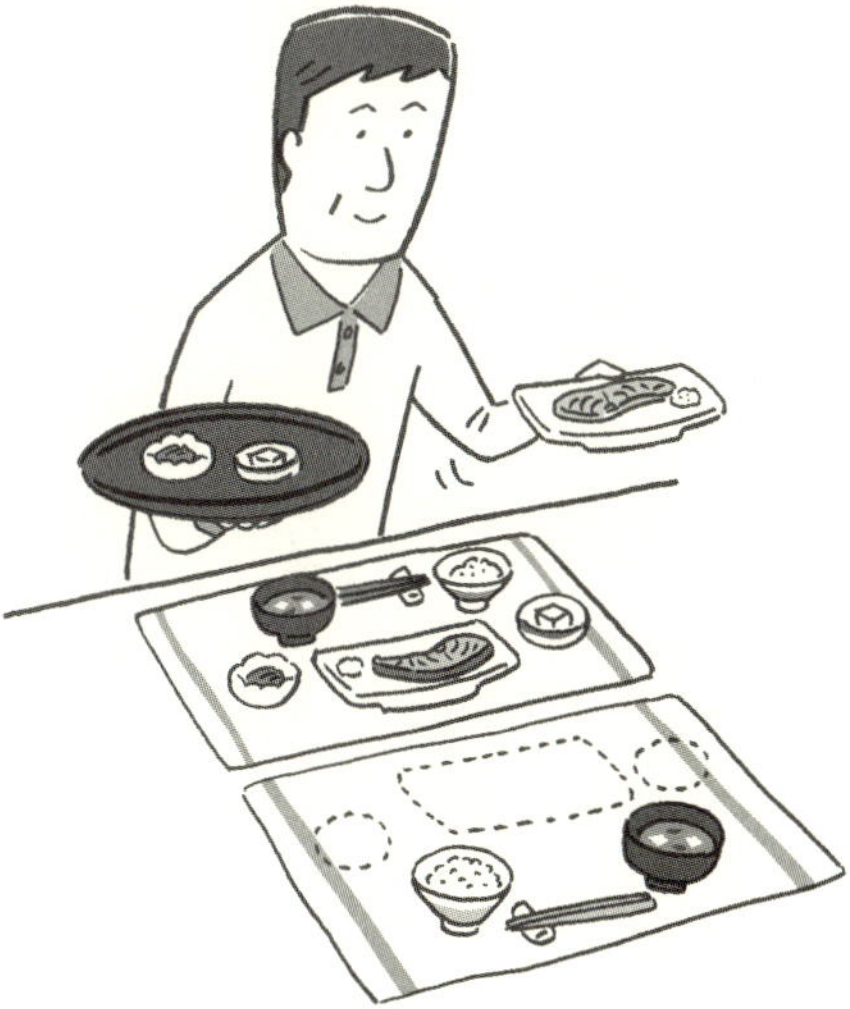

▶▶ 対面の席へこちら側から配膳する。
食器や箸などの向きや置き場所を
考えることが脳のトレーニングに

3 「人混みに出るのがおっくう」に感じたら

私たちがふだん何気なくしていることでも、脳の機能をフルに活用していることがあります。たとえば、

・クルマの車庫入れでスペースに上手に止める
・雑踏の中で人とぶつからないように歩く

など。これらは、**「物と物の間隔」**や**「空間の中での自分の位置」**などを**つかむ能力を発揮している**からこそできることです。

したがって、「車庫入れでちょっとこすった」とか「人混みに出るのが何だかおっくうだ」などと感じることは、この能力が衰えてきた兆候かもしれません。

そうならないための具体的なトレーニング法を2つご紹介しましょう。

1つ目は、**最寄りの駅から自宅までの道順をササッと紙に描いてみるという方法**です。あるいは、よく行く近所の店やスーパーから自宅までの道順でもいいでしょう。

実際にやってみると、街並みなどの風景の特徴を思い出す、紙の上に方向を考えながら道筋を描く、曲がり角の目印を何にするか、鳥瞰図《ちょうかんず》的に大きなイメージを浮かべて自宅との位置を設定する……など、さまざまな能力が必要になってくることがわかります。

同じような例として、「家の間取り」を描いてもいいでしょう。かつてある週刊誌で有名人に昔住んだ家の間取りを描いてもらって、その思い出を語るという企画がありました。

今の自宅だけではなく、子どもの頃に住んでいた家の間取りを描くのも、じつは脳にとってはかなり難しい複雑な作業で、いいトレーニングになるのです。

また、この能力は、目を開けているときよりも閉じているときのほうが、より発揮しづらいことがわかっています。

そこで、2つ目の方法として、**テーブルの上にペットボトルや箸、ふきんなど、いくつか物を置き、位置を見て覚えてから目を閉じ、ひとつずつ順番に手でつかんでいくというトレーニング**があります。

頭の中で図を描いて位置を思い出し、それを実際に手を動かして距離感を発揮させるのです。

最近はシニアドライバーによる交通事故が、ニュースでよく流れます。

クルマをこすったりぶつけやすくなったり、後ろを向いてバックするときにアクセルとブレーキを間違えて踏んでしまったり……。

これは本来、クルマと物との間隔や、後ろを向いたときのアクセルとブレーキの位置関係をつかめていないために起こる事故だといえるのです。

運転免許を返上する決断も尊いものですが、その前にこうしたミスを防ぐ脳の対策も怠《おこた》らずに行なっておきたいものです。

4 いつものショッピングセンターでも、たまには違う出入口を使う

いつもと同じ道を歩く人。

いつも同じ入口から建物に入る人。

いつも同じ順番でスーパーの中を買い回る人。


たまには違う道のりで行動することをおすすめします。

通い慣れた場所で、あえて「いつもと違うルート」を使うのです。

たとえば、**いつものショッピングセンターなら「よく使う入口」から入り、「違う出口」から出て帰る。**

あるいは、**いつも利用する地下鉄の駅で、あえて「いつもと逆の出口」から地上に出てみる**とか。

見慣れた風景と違うと、「あれ？」という違和感を覚えることでしょう。もしかすると、一瞬、自分が今どこにいるかわからなくなって、まごついてしまうことがあるかもしれません。

ですが、この違和感が大事。

ふだん見ていない風景を見て、自分がどこにいるのかを確認したりするなど、頭にいい刺激を与えているのですから、先にお伝えした「視覚の力」（視空間能力・81ページ参照）のトレーニングになります。

外出先での気軽にできる脳トレとして、ぜひお試しください。

5 「紙の地図」を使いこなしている頭は大丈夫

一般的に女性は地図が苦手といわれますが、この「地図を読み取る力」は、これからの脳にとって重要な力のひとつです。

スマートフォンの「地図アプリ」やクルマの「カーナビ」の指示するままに動いて依存してばかりいては、せっかくの脳を鍛えるチャンスを逃す一方になってしまいます。

ときには、**アナログな「紙の地図」を使って、頭をフル稼働**させてみませんか。

地図はふつう、南から北に向かって歩くときには、とてもわかりやすくできて

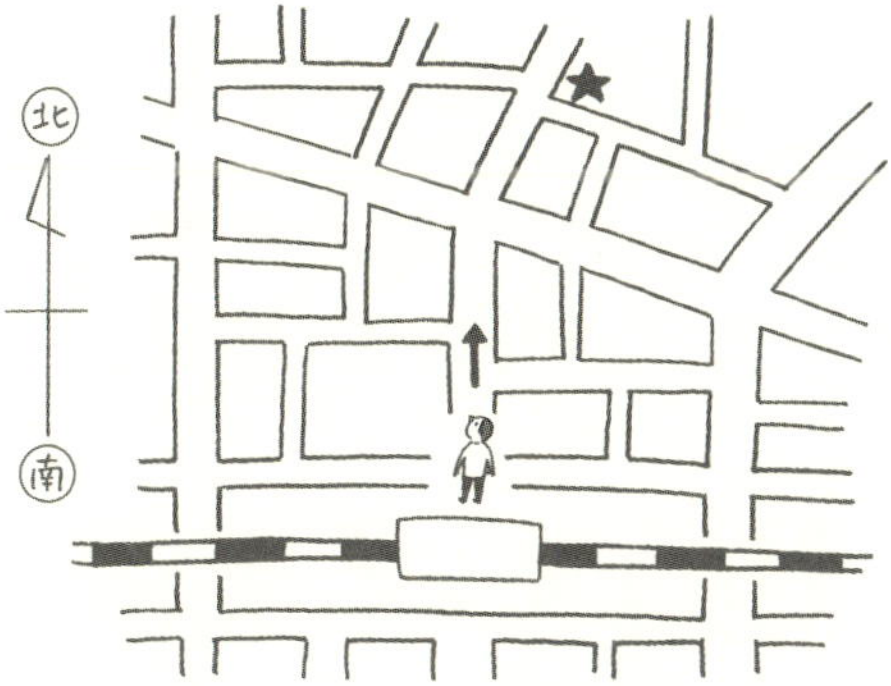

地図は北へ向かうときは、わかりやすい

います。自分が向かう方向が地図上では上になっているので、自分の前進する方向とあっているからでしょう。

　しかし逆に、北から南に進む場合には、とたんに難しくなってきます。

　そんな**「北」から「南」に進む場合には、ときに振り返って、今自分がどこにいるかを地図と照らし合わせる**といいでしょう。これで自分が進む方向が「あれ？　どっちかな？」となることを防ぐことができます。

　はじめはなかなか面倒ですが、地図を読み取ることも、くり返しが大切です。だんだんと脳がスムーズに読み取っていることを、実感できるようになってきます。

町案内の地図でなくても、家にある地図帳でこんなこともできます。日本地図や世界地図の上下をひっくり返して眺めてみるのです。

たとえば、**日本地図の上下をひっくり返し、東京から福岡へと指を動かしてみましょう。**

「アレレ?」という感覚になるはず。いつも見慣れた地図と上下が逆になることで、それまで理解していた位置関係がグラつきます。すると、次にたどるべきルートがわからなくなってくるのです。この「わからない」という感覚が大事。ここで大いに脳は刺激されます。

あるいは、**世界地図をひっくり返して、日本からイギリスへたどる**のでもよいでしょう。

「逆向き地図」を使って脳トレ

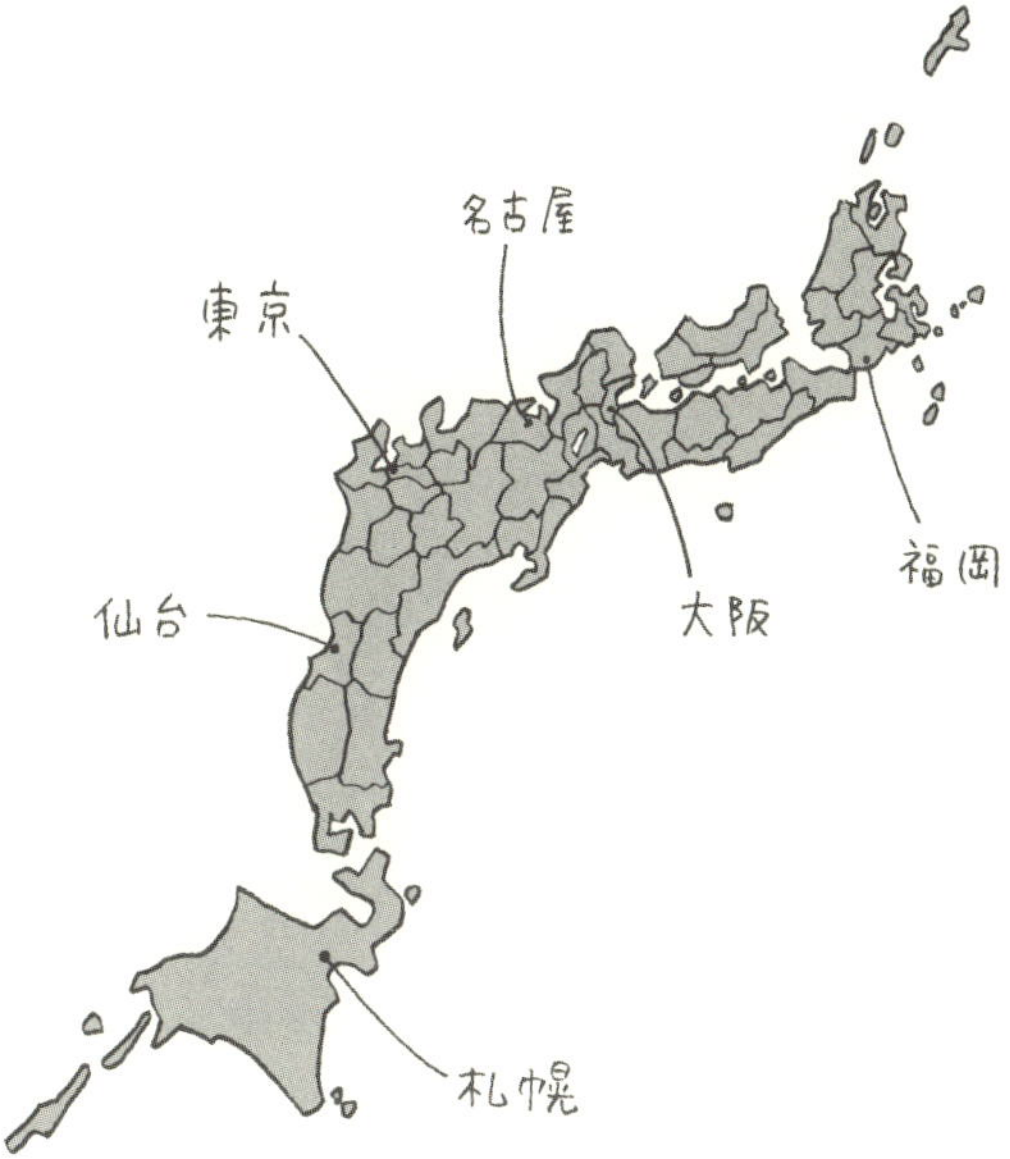

▶▶ たとえば、この地図上で東京から福岡までを指でたどってみる。ふだんと違うものを見るだけでも脳はフル活動する

ちなみに、こうしたトレーニングがあまりうまくできなくても、若い頃から方向感覚は危うかったという人ならば、心配しすぎることはありません。必ずしも年齢のせいではないからです。

4章

脳をずっと健康に保つ、この食事・運動・睡眠

いつものウォーキングが「脳の健康」にも効く

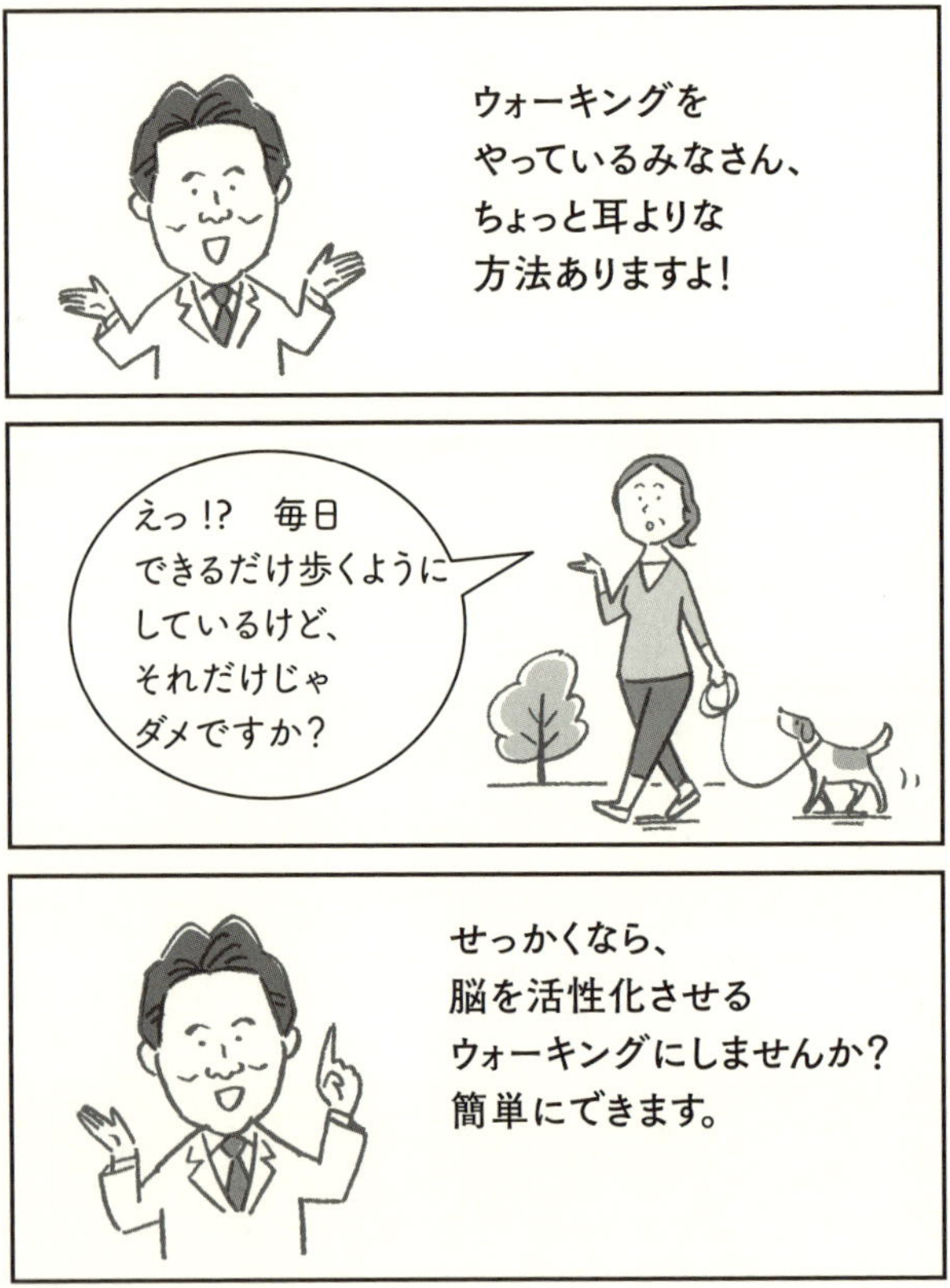
ウォーキングを
やっているみなさん、
ちょっと耳よりな
方法ありますよ!
えっ!?　毎日
できるだけ歩くようにしているけど、
それだけじゃ
ダメですか?
せっかくなら、
脳を活性化させる
ウォーキングにしませんか?
簡単にできます。

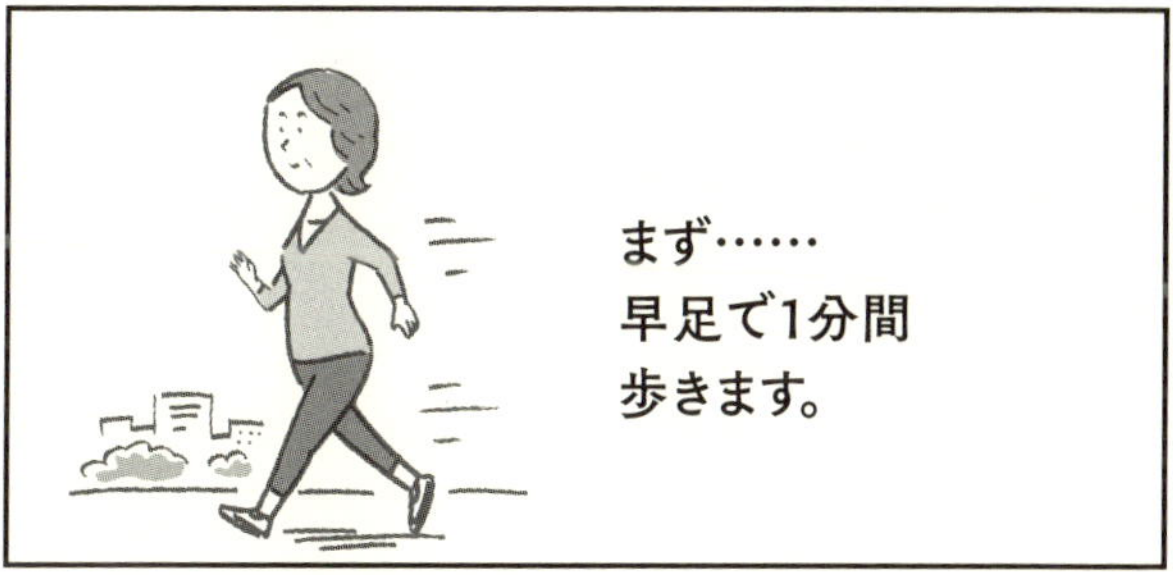
まず……
早足で1分間
歩きます。

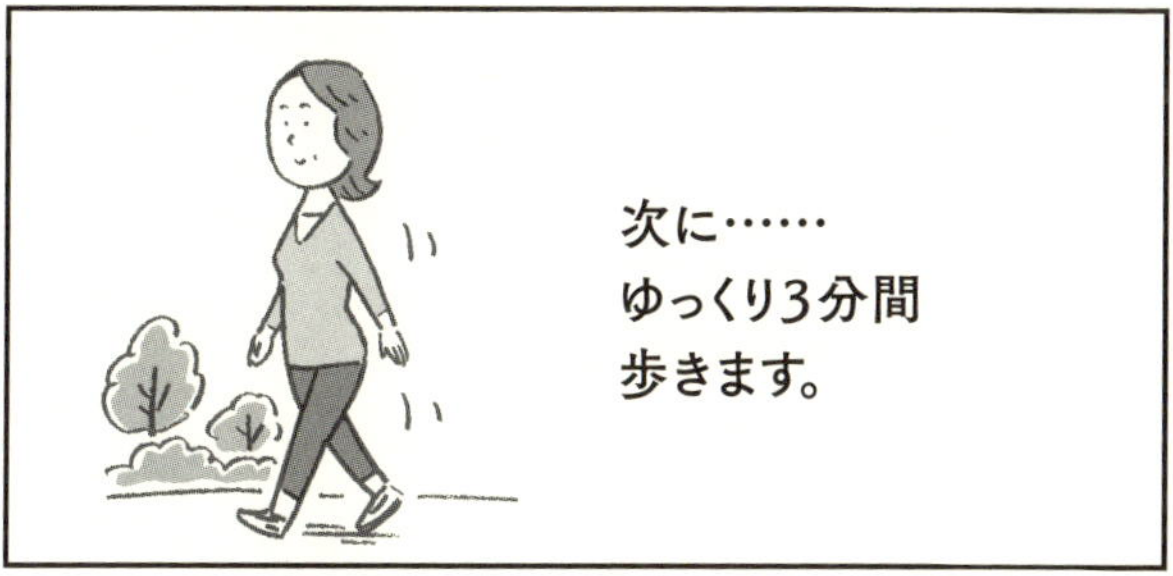
次に……
ゆっくり3分間
歩きます。

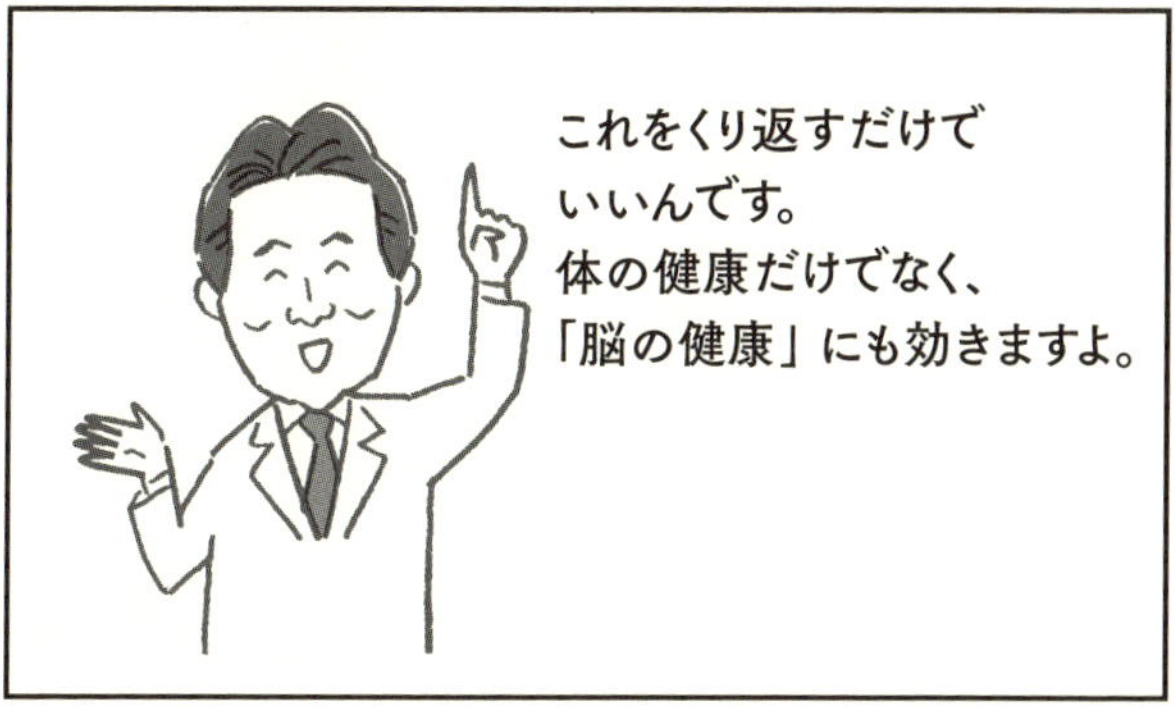
これをくり返すだけで
いいんです。
体の健康だけでなく、
「脳の健康」にも効きますよ。

→くわしくは、108ページへ

1 体にも脳にもいい食事法——「ま・ご・た・ち・わ・や・さ・し・い」

昨今の研究で、**糖尿病や高血圧などの生活習慣病によって、認知症になりやすくなる**ことが明らかになってきました。

最近は、ダイエットや生活習慣病にならない方法として、「糖質制限」という言葉をよく聞きます。これは、糖質を多く含むパンやご飯、パスタなどを減らす食事法です。

ですが、シニア世代にとって、やみくもな糖質制限はおすすめできません。体に必要な栄養素が足りなくなり、それはイコール脳にも十分な栄養が行かなくなることにつながるからです。

「頭にもいい食事」とは、当たり前のようですが、できるだけ多くの栄養素をバランスよくとること。

とはいえ、かつてよくいわれた「1日30品目」などとなると、なかなか現実的に難しいですね。そこで最近、**「まごたちわやさしい」という語呂合わせ**の食事のポイントが提唱されています。

- **ま＝まめ（大豆、豆腐、納豆など）**
- **ご＝ごま（ナッツなどの種実類も）**
- **た＝たまご**
- **ち＝ちち（乳。牛乳、ヨーグルト、チーズなど）**
- **わ＝わかめ（海草類。昆布や海苔なども）**
- **や＝やさい（野菜類）**
- **さ＝さかな（魚類）**

・し＝しいたけ（きのこ類）
・い＝いも（いも類）

ここには「たんぱく質・脂肪・炭水化物」という体の働きに不可欠な3大栄養素がちゃんと含まれています。しかも、この3大栄養素を助けてくれるビタミンとカルシウムやマグネシウムなども含まれているので、とくにシニア世代にとってても理想的な食事です。

一度の食事でとるのはムリでも、1日トータルでとれれば十分です。日々をこの「まごたちわやさしい」食生活に近づけたいものです。

買い物かごにぜひ
――「体」と「脳」にいい食材

まめ……豆腐、納豆、味噌など

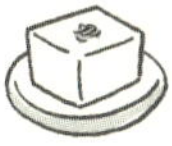

ごま……ごま（クルミやアーモンドなど）

たまご

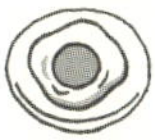

ちち……乳（牛乳、チーズ、ヨーグルトなど）

わかめ……わかめ（昆布、海苔、ひじきなど）

やさい

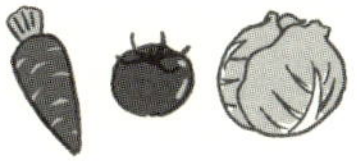

さかな

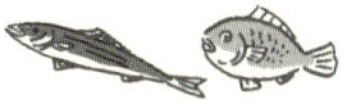

しいたけ……しいたけ（しめじ、えのきなど）

いも……じゃがいも、やまいも、さつまいもなど

2 「頭が喜ぶ運動」とは

60代からの頭のために効果的な運動は何でしょうか。

「ウォーキングが一番いいのでは？」

「趣味のヨガで体を動かしていると、気分も爽快になっていい感じがします」

「筋肉を落とさないようにジム通いをしているが、頭にもいいものなのか……」

元気なシニア世代は、体を動かすことにも積極的です。

これら、多くの方が取り組まれている中で、**頭にいい運動としておすすめなのはズバリ、ウォーキングやジョギング**です。専門的にいうと「有酸素運動」とされる運動です。

なぜいいかというと、これらの運動は、脳の中の「前頭葉」と呼ばれる部分の活動を活発にするから。

脳のこの部分が刺激されることで、脳全体の活性化につながるのです。**ゆっくりした水泳やエアロビクスも同じ効果が期待できる**運動です。

一方、運動の中でも、筋力トレーニングや短距離走は、これまでは頭のためにあまり向いているとはいえないと考えられていました。

これらは、先にあげた「有酸素運動」とは違って、「無酸素運動」といわれるもので、酸素を使わずに瞬間的に強い力を出すことが目的のもの。

しかし、最近は、筋肉を衰えさせないばかりでなく、脳にも効くと思われるようになりました。

頭のために、ウォーキングや軽いジョギング、またはサイクリングなどの有酸素運動がおすすめですが、できれば筋力トレーニングやスクワット、また片足立ち（56ページ参照）などにも取り組みたいものです。

なお、有酸素運動が効果をもたらすには、1回に30分ほどを週に4回以上行なうことを目安にしてがんばってください。

また、運動が苦手な方でも、家の中での階段の上り下りや、拭き掃除、浴槽洗いなどの家事にせっせと励むだけでも、結構な運動量になることも付け加えておきます。

ちなみに、ウォーキングが有酸素運動として効果を発揮するためには、できるだけ歩く**スピードを上げて、これ以上だと苦しくてしゃべりながら歩けない程度の「早歩き」**で行なうことをおすすめします。

とはいえ、ずーっとこの早歩きをするのは大変なので、私自身は無理をせず、

「1分間早歩き」をして、「3分間ゆっくり歩く」、というやり方をくり返しながらウォーキングしています。

この方法を意識的にやり続けると、だんだんとこの早歩きに体が慣れてくることでしょう。

そうなれば、より運動効果を高めるために、「早歩き」の時間を増やし、「ゆっくり歩き」の時間を短くしていってもいいでしょう。

3 なぜ「太陽の光」がこんなに脳に大事なのか

「脳の健康」のためには、「食事」「運動」に加えて、「睡眠」もとても大切です。

年齢とともに睡眠不足はコタえてくるもの。

十分な睡眠がとれないと、年々眠りが浅くなりがちなために、それが体や心だけでなく、脳のコンディションにも悪い影響を及ぼしてしまいます。

そのためには、**睡眠の「質」をよくすること**がポイントになってきます。

睡眠の質をよくするためには、**日中に体をよく動かすことが基本**です。

一日中動き回った日は、夜グッスリ眠れた――という経験則にはちゃんと理由があって、**運動習慣がある人は、睡眠中に深い眠りを示す脳波が出やすい**とされているのです。しかも、この脳波が出るときに記憶が固定されるといわれます。

運動といっても、汗をたくさんかくようなハードなものでなくても、少し意識して体を動かす程度でも効果があります。

「質のいい睡眠」をとるためには、同じウォーキングをするのでも、できれば午後の明るいうちがおすすめです。夜暗くなってから運動をすれば、頭が妙に冴えてかえって眠れなくなってしまうことがあるからです。

近所へ歩いて出かける買い物や犬の散歩でもかまいません。

犬の散歩を日課にしている人もいるかもしれませんが、夜グッスリ眠るためには、「まだ陽があるうちに」できるといいでしょう。

もともと人間は、太陽が出ている昼間に運動して、暗くなると眠るというのが自然のリズム。日中に太陽の光を浴びることで、この自然のリズムがスムーズに働きます。なぜなら、私たちの「体内時計」には太陽の光がもっとも大切だからです。

ですから、日中に太陽の光をしっかりと浴びると、夜グッスリ眠りやすくなるのです。

午後明るいうちのウォーキングや犬の散歩をおすすめするのも、そのためです。

そして同じ理屈から、お天気のいい日は洗濯物を部屋干ししたり乾燥機にかけたりせずに、ベランダや庭に出て干す。あるいは、朝、新聞を読むときは部屋の中の電灯の下でなく、できれば窓辺の太陽の光が入る場所で腰を落ち着けると、「体内時計」を正確にすることにつながることでしょう。

日中に体を動かすと、なぜ脳にいいのか

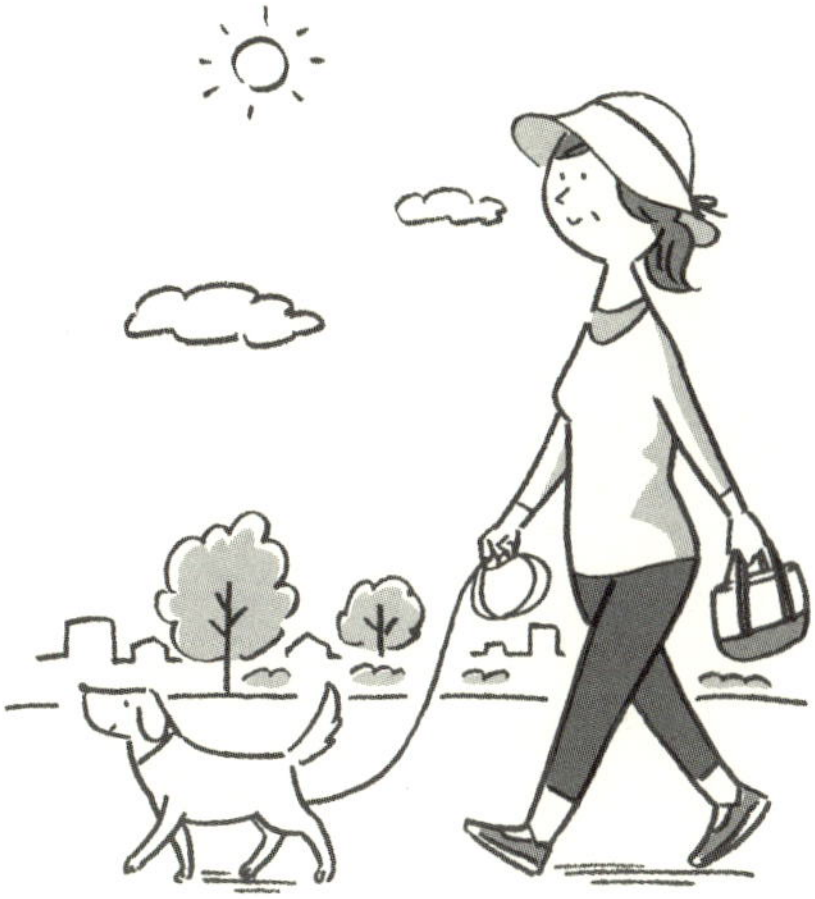

▶▶ 太陽の光を浴びながら体を動かすと、
夜の眠りが深くなる。
これが脳のいい働きにつながる

4 いい夕食は「いい睡眠」につながる

60代からの頭のために重要な「質のいい睡眠」。そのため、食生活についても、これまでとちょっと違ったひと工夫が役に立ちます。

具体的には「夕食」です。次の2つのポイントがあります。

①とくに夕食では消化の悪い食べ物を避ける
②いい睡眠をうながす成分を含む食材を食べる

①の「消化の悪い食べ物を避ける」とは、具体的には**揚げ物やステーキなどを夕食のメニューにしない**、ということです。これらはたんぱく質を多く含むため、食べると消化するために体温が上がります。

私たちは、眠りにつくときには体温が下がっていくため、その逆になる「体温を上げる食べ物」は夕食には向かないのです。

揚げ物や肉料理は、できるだけ昼食のメニューにするといいでしょう。

②の「いい睡眠をうながす成分を含む食材」とは、カツオなどの魚や、豆腐、納豆などの大豆食品を指します。

これらは、専門外ではありますが、睡眠をうながすセロトニン（神経伝達物質）の原料になる「トリプトファン」というアミノ酸を豊富に含んでいるので、心地よい睡眠につながる効果が期待できるのです。

しかも、ここにあげた魚や大豆食品は、カロリーも低いのでおすすめです。

アルコールを飲む方ならば、**おつまみに「カツオのたたき」や「冷や奴」「枝豆」**を揃えたらいいでしょう。

また、夕食をとる時間も、翌日の朝食の時間から逆算してみてください。「脳にいい食生活」として、「12時間絶食」の効果がわかってきました。これは、夕食の時間から翌日の朝食まで12時間間隔をあけるというもの。

明日の朝食が7時なら、今日の夕食はその12時間前の夜7時には食べ終わっているのがベストです。

なかなか難しいかもしれませんが、1週間に何日かはそんな日がつくれるといいですね。

もうひとつ、年齢を重ねてくるとよくある問題に、夜中にトイレに行きたくなることがあります。ひと晩に1回くらいならともかく、3回ともなると大変です。

それを防ぐには、夕方以降に利尿作用のあるカフェインの入った飲み物を控えることをおすすめします。

お茶やコーヒーは夕方4時くらいまでにとるようにしましょう。その時間以降は、ハーブティや麦茶などのノンカフェインの飲み物をおすすめします。あまり知られていませんが、腎臓が尿をつくるペースは夕方4時頃から夜9時頃にピークになるとされているのです。

5　昼寝ができるときのルール

頭にいい習慣として、「積極的な昼寝」をおすすめします。

近年、シニアの健康と睡眠の研究で明らかになってきたのですが、認知症を予防するために**「30分以内の昼寝」が効果的**とされます。

ただし、「1時間以上」になると、「体内時計」を狂わせてしまうのか、かえってマイナスになってしまうので注意が必要です。

昼食後、ついうつらうつらと眠くなることがあっても、「夜、眠れなくなるから」と昼寝をガマンしたりしていませんか。

30分以内の昼寝であれば、夜の睡眠に影響しません。

それだけでなく、**リフレッシュ効果によって、起きたあとの集中力や意欲が高まること**、さらに**脳の神経細胞の再生への効果**も期待されます。

ここで、「30分以内の昼寝」をするときのポイントをご紹介しましょう。

ソファで腕を組んでいたら、いつの間にか眠っていた、これが理想です。

また、おすすめの時間帯は、**午後1～3時頃**。昼食のあと、30分ほどたった頃がちょうどいいでしょう。さらに、**リラックスできる静かで単調なメロディの曲を流す**のもいいですね。

ふつうはベッドに入ってしまうと、30分では起きられません。そこでソファなどで寝る効果があるのです。本格的でない〝なんちゃって昼寝〟がいいわけです。

また最近、睡眠の重要性にかんして明らかになってきたのが、睡眠中にのみ「脳のゴミ出し」ができるということ。脳は活動すると老廃物（＝ゴミ）が生じるのですが、睡眠中にこれを掃除しています。ですから、こうした機会をできるだけ増やす点から、夜の睡眠だけでなく昼寝にも意味があるのです。

6 「頭にいい睡眠」を確保するために これだけはぜひ

頭のために「質のいい睡眠」をとる工夫をあげてきましたが、最後に眠る環境についてもこだわっておきましょう。

「質のいい睡眠」をとるためには、**寝る前の部屋の「明るさ」**もポイント。まぶしい光を浴びると、眠るときに出るホルモンの「メラトニン」の分泌を減らして眠りが浅くなってしまうからです。

寝室の照明は、明るい蛍光灯などではなく、できるだけ暖色系のやさしい光の照明にしてみてください。最近の照明器具は、明るさや色を調整できるものもあります。

また、照明以外でも「光」には注意が必要です。テレビを見るのもベッドに入る1時間前までにしておきます。

とくにパソコンやスマホは、脳を興奮させる効果の高いまぶしい光「ブルーライト」が出ているため、寝る前に見るには向きません。

さらに、寝る前の部屋などの「温度」にもひと工夫。

スムーズに眠りにつくには、温度は少し低めがいいとされます。

寝室のエアコンの設定温度を他の部屋よりも少し下げるとか、パジャマやシーツ類は熱がこもらない、綿や麻などの天然素材のものがいいでしょう。

デパートやショッピングセンターに行くと、最近は快眠用のマットや枕など、さまざまな商品が並んでいます。

「質のいい睡眠」をとるために、**快眠用グッズで自分に合うものを上手に活用**するのも手です。

睡眠について最近とくに問題となっているものとして、**「睡眠時無呼吸症候群」**があります。

これは高血圧や心臓病、あるいは脳血管障害を起こしやすくなり、その上、**認知症リスクを2倍にも高める**ともいわれる危険な病気です。

睡眠時無呼吸症候群の特徴は、「大いびき」がしばらく続いたあと、数秒から数十秒にわたって呼吸が止まってしまうこと。このようなサイクルをひと晩に何十回もくり返します。

呼吸が止まってしまうと脳細胞に酸素が行き届かなくなります。脳にとっていいはずはありません。

こうした酸素不足状態がどれだけ危険なのか。

たとえば、若く元気な人が陸上競技で４００ｍを全力疾走してゴールにかけ込んだときを想像してみてください。

そのときに見られる血液中の酸素含有量の少なさが、病的になった睡眠時無呼吸症候群で呼吸が止まっているときの状態とほぼ同じなのです。

もし、家族からいびきが大きいといわれるとか、十分な睡眠時間をとっているはずなのに日中よく眠気におそわれるなどという場合は、専門のクリニックでの検査をおすすめします。

一般的に1時間あたり20回以上呼吸が停止すれば、治療する必要があります。逆にいうと、数回止まる程度ならば、それほど心配する必要はありません。

この無呼吸になる人は、舌の根元（舌根《ぜっこん》）が下がって気道の入口をふさぎ、空気が気道に入っていきません。

そのため、治療でよく使われるのは、ＣＰＡＰ（シーパップ）という、酸素吸入器のような機械を顔につけ、加圧された空気を気道へ送り込む方法です。

また、舌根が下がらないよう、マウスピースを使う方法もあります。

こうした治療器具を使わないまでも、ふだんの寝方を変えることでも、ある程度防ぐ方法があります。

それは**「横向き」に寝る**こと。仰向けでは舌根が下がりやすいのに対して、横向きになると下がりにくくなるのです。

もっとも簡便なのは「抱き枕」を使うこと。自然と横向きに眠れるのでおすすめです。とくに左右それぞれに枕を置くと効果的な方もいます。


また、「質のいい睡眠」をとるためには、「入浴」も大事です。

ポイントは、**「ぬるめ」のお風呂に、やや長めの「15分」くらいつかる**こと。

そうすると、神経を休ませる「副交感神経」の機能が高まり、リラックス効果によって寝つきがスムーズになります。

「ぬるめ」といっても、あまり神経質になる必要はありません。あくまでもご自分の感覚でＯＫです。季節によっても多少の差があっても大丈夫です。

入浴の時間は、夕食の時間にもよりますが、遅くても夜11時頃までにはすませるほうがいいでしょう。

7 「ガラガラうがい」が脳にいい刺激になる

最近は「歯の健康」に対する意識が高まってきました。かつては「8020運動《はちまるにいまる》」として、80歳になっても20本以上の自分の歯が残っていることが目標とされましたが、これがほぼ達成されてきたという話もあるほど、改善されています。ドラッグストアなどでも、さまざまな種類の歯ブラシや歯みがき粉、歯間ブラシなどが並んでいます。

じつは、**歯の健康は認知症との関係でも重要**なのです。

歯の健康を大きく左右するのが**「歯周病」**。昔の病名でいうと歯槽膿漏《しそうのうろう》です。

年齢とともに気になる口臭の原因でもある口の中の常在菌と食べ物のカス、そして細菌の排出物がまざり合い、かたまったものが「歯石」です。

そしてこの歯石の中やまわりにさらに細菌が入り込み、それが歯周病へとつながっていくのです。

最近の研究で、歯周病で痛んだ部分の細菌が、血管や神経を通して脳に到達してアルツハイマー病に影響しているのではないかと、報告されています。

そのため、歯周病を防ぐことは、「脳の健康」にもなるのです。歯周病対策にはいくつかのポイントがあります。


まず、口の中が乾燥すると歯周病にかかりやすくなるため、唾液でつねに口の中が潤うようにすること。おすすめは、**「唾液腺マッサージ」**です。

唾液腺のあるアゴまわりを刺激すると唾液が出やすくなるため、指先でやさしくなでるようにマッサージします。

次に、**「歯みがき1日4回」**も効果的とされます。みなさんも3回の食事のあとに歯みがきをしていると思いますが、それに加えてもう1回、寝る前にも行ないます。寝ている間に口の中に細菌が広がるのを防ぎやすくするためです。

さらに、**「ガラガラうがい」**も有効です。

風邪の予防などで外出先から帰ったときにうがいをしますが、それを歯みがきが終わったとき行なうようにします。口の中全体に力を入れてガラガラと音を立てて十分にうがいをし、最後に勢いよく吐き出します。

そうすることで、細菌を外に出すだけでなく、このとき使う頬《ほお》や歯ぐき、そして舌などを力いっぱい動かすことになるのです。脳へのいい刺激になります。

毎日のちょっとしたケアで歯周病は防ぐことができます。歯の健康だけではなく、脳の健康のためにも大切な習慣にしてみてください。

「歯の健康」が「脳の健康」に！

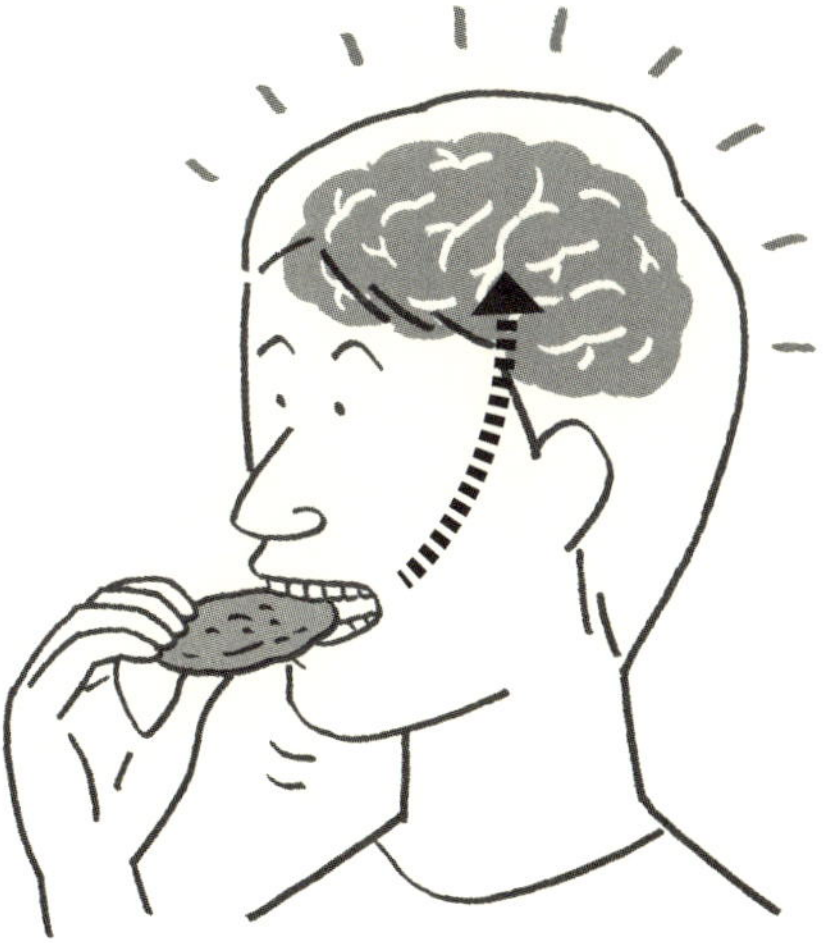

▶▶ よく噛んで食べることで、
脳へいい刺激が伝わる

8 認知症に4倍つながる「ロコモティブ・シンドローム」とは？

「ロコモティブ・シンドローム」（運動器症候群、以下ロコモ）という言葉を聞かれたことがあるでしょうか。

これは、骨や関節、筋肉などが弱まることで、「要介護」の危険が高くなる状態のこと。

この**ロコモになると、認知症になるリスクも4倍に跳ね上がる**という報告もあるほど、ロコモにならないことは認知症予防の面からも重要です。

ロコモの原因として多いのは、ヒザと腰が悪いこと。

中高年の方によく見られるのは、「変形性膝関節症」「脊柱管狭窄症《せきちゅうかんきょうさくしょう》」「変形性腰椎《ようつい》症」などです。

脚の病気としてとくに多い「変形性膝関節症」はヒザの軟骨がすり減ってしまうために起こります。男性より女性に多いのですが、とくに階段を下りるときにヒザが痛みがちです。症状が進むとヒザが変形してしまうので、正座ができなくなることも。

ヒザに痛みがあり気になる方は、**床にまっすぐに脚を伸ばして座り、ヒザの裏側が床面に着くかどうかを確認**してみてください。ヒザが変形しているとヒザの裏側が浮いて床に着かないことがあります。

さらにもし、どちらかのヒザが腫《は》れているようなら、水がたまっている可能性があります。早めに病院での検査を受けることをおすすめします。

また、「脊柱管狭窄症」では、腰痛のほか脚の痛みやしびれなどを起こしてしまいます。

多くの場合、歩き続けることがつらくなり、たとえば、100mほど歩いては休み、また歩き、という状態になります。

ヒザも腰も病状が進んでしまうと、手術が必要になりかねません。そうなる前にできるだけ自分で予防しておきたいもの。

そのための基本は、痛んでいる部分にできるだけ負担をかけないようにして、その周囲の筋肉を鍛えること。

たとえば、プールに入って、水の中をゆっくり歩く**「水中ウォーク」**などはおすすめです。浮力がかかるためにヒザや腰に負担をかけることなく、効果が期待できます。

早め早めに適切な手を打っておくことで、体のさまざまな機能をいい状態でキープしたり、改善をはかったりすることができるのです。日常の中でのちょっとした意識は大切です。

9 耳が急に遠くなったら

２０１７年に海外のアルツハイマー病研究組織から、ある報告がなされ、専門家の間で話題になりました。

これまでいわれてきた認知症の原因と考えられる「高血圧」「肥満」「喫煙」「抑うつ」「運動不足」「社会的孤立」「糖尿病」「（幼少期の）質の低い教育」の他に、中高年からの「難聴」が問題、という報告がなされたのです。しかもこれらの要因の中でも、この**難聴が認知症を引き起こす危険性がもっとも高い**、とも示されています。

なぜ難聴になると、認知症につながりやすくなるのでしょうか。

人の話し声が聞こえにくくなると、コミュニケーションがとりにくかったり、わずらわしくなったり、あるいは、何度も聞き返すのはどうにも格好がよくないと思いがちです。

すると、人との交流がだんだんと減ってしまう。それが、孤独、うつ、さらには認知症と進んでいくことが考えられます。

もうひとつ考えられるのは、聞き取ることに神経を集中するあまり、記憶力や注意力を働かせることが難しくなっていくというものです。

そこで、「補聴器」を上手に使うことも考える必要が出てきます。

はじめての方などは、ときどき「集音器」と混同することもあるようですが、通信販売などでも手軽に購入できる集音器は、一般的には自分の近くに置いて単に音を集めて拡大するものです。一方、耳につける「補聴器」はその人の聴力の状態に応じてそれを補うように調整されたコンピューターが内蔵されています。それだけに値段はぐっと高くなりますが、かなりの高性能です。

慣れれば大いに役立つものなのですが、最初はピーピーという雑音があって違和感があったり、耳に入れている間、異物感があって快くなかったりするため、つけたがらない方がいらっしゃいます。これは補聴器の型と耳の穴の形がぴったり一致していないので、スキマに音が生じるのが原因です。

こうならないためには、購入するとき、ぴったりはまる形態まで仕上げてもらうといいでしょう。

他に、同じ難聴でも、耳鼻科などで俗に**「ご都合性難聴」とも呼ばれる症状**がありあります。これは先の病気の難聴とは異なり、聞こえないほうが嫌なことが聞こえずわずらわしくないために、かえって好都合ということも……。

では、聞こえにくいなと思ったとき、まわりはどう接すればいいのでしょうか。

また、本人はどう対処すればいいのでしょうか。

まず、まわりの人は、話すときの自分の唇を本人に見てもらうようにする。一方、本人が話すときには、意識的にできるだけ発音をしっかりして滑舌《かつぜつ》よく話すようにします。この2つを組み合わせるのです。

また、本人がまわりの人の話を聞くときは、とくに聞きたいところには、**耳たぶに手のひらを当て、まさに「聞き耳を立てる」ようにして音を集める工夫**も有効です。アナログな方法ですが、実際にやってみると、意外に聞きやすくなることに驚きます。

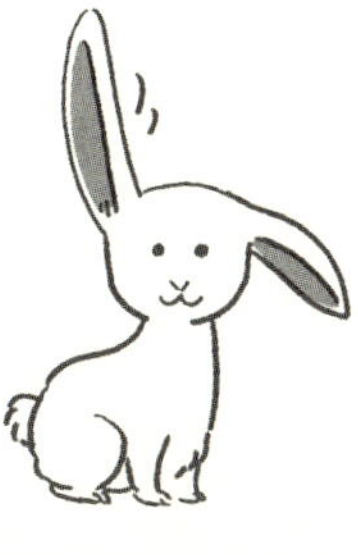

5章

読む、考える、楽しむ……「知的習慣」の活かし方

スーパーの「レジ」でできる効果的な脳トレ

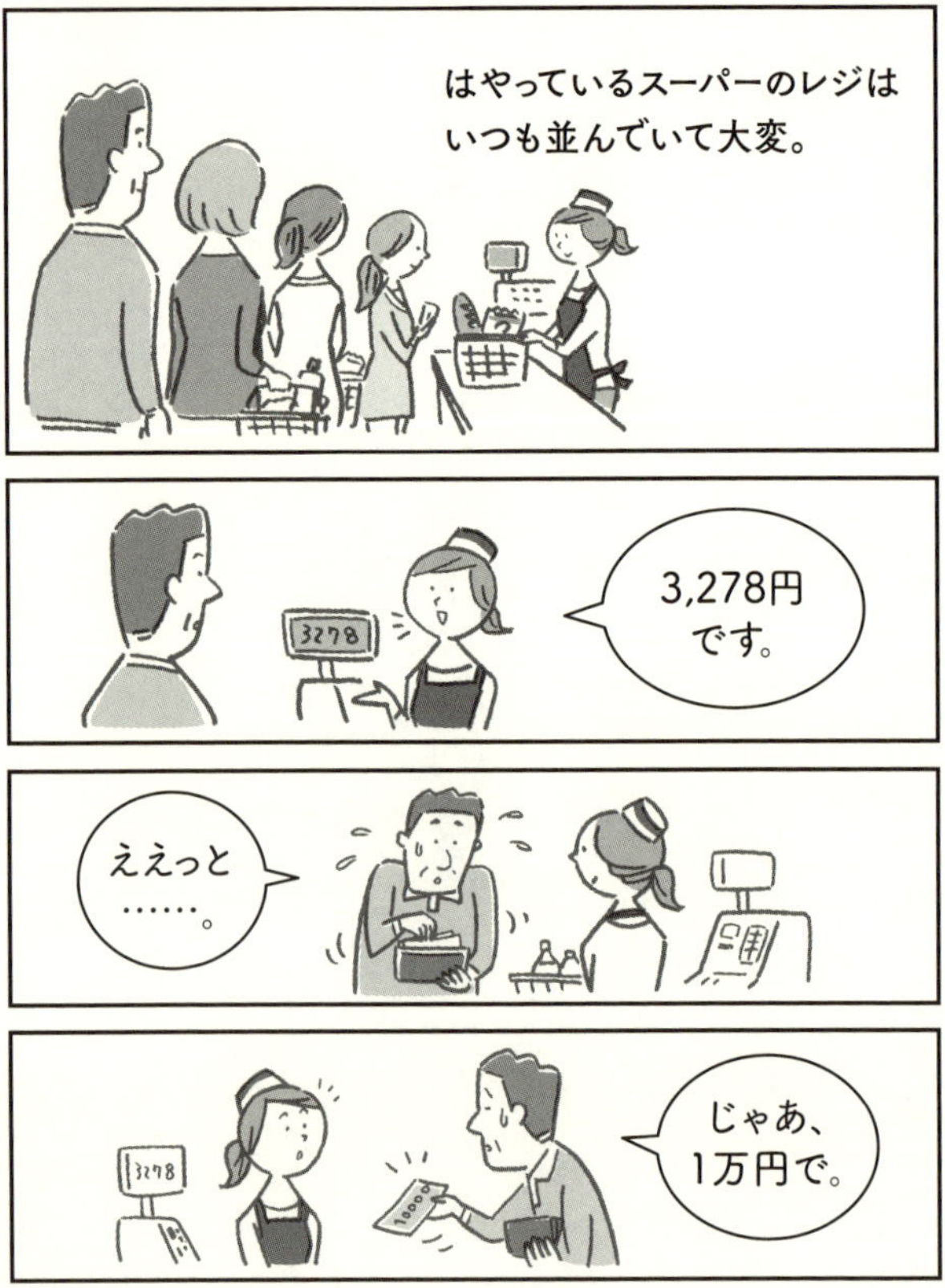
はやっているスーパーのレジは
いつも並んでいて大変。
3278
3,278円
です。
ええっと
……。
3278
じゃあ、
1万円で。

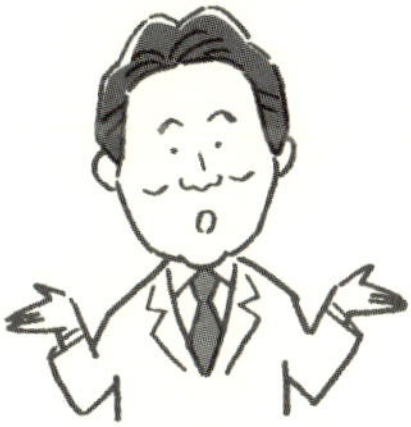

待っている人が気になって、
つい大きなお札で払ったり
していませんか？

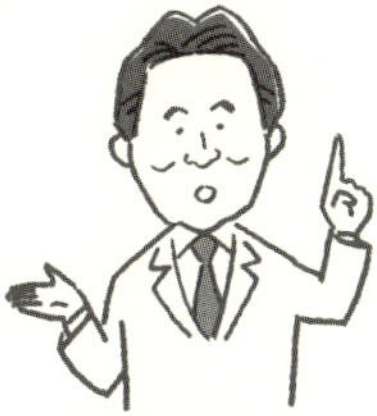

財布が、使わない小銭で
パンパンになるのは
認知機能が弱る前ぶれ。

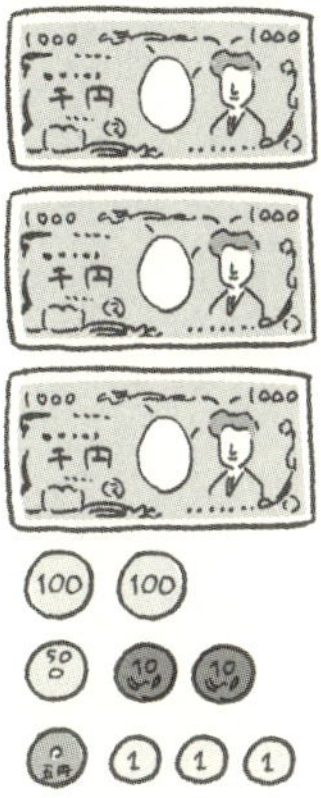

お札や小銭を組み合わせて
ぴったり払うのも
「いい頭の使い方」です。

→くわしくは、166ページへ

1 「区切りのいいところ」で満足せずに、もう一歩進めておく

誰もが年とともに「根気」が薄れてきます。

好きなことであれば、時間を忘れるほど夢中になってやっていたのに、なんだか疲れてしまって続かない。

本好きであれば、推理小説なんかは途中でやめられずに、夜更《ふ》かししてでも一気に最後まで読んでしまったものなのに……。

これは、視力や体力の問題とともに、脳にも原因があります。

「続ける力」、つまり、**体の底からわき上がる「やる気の素《もと》」**を脳からふんだん

に出すことが難しくなってくるからです。

「やる気の素」とは、専門的には「ドーパミン」という神経物質ですが、これを意識的に出すようにすることが、好きなことが思いっきりできる幸せな状態をつくることに直結します。

なんか難しげなこの物質を脳から出すためには、どうしたらいいでしょうか。

答えは簡単です。

何か他に気になることがあって、目の前のことに集中できなかったときの様子を思い出してみてください。たとえば子どもの頃だったら、こんなこと、ありませんでしたか。

・プラモデルづくりが途中になっていたとき、続きが早くやりたくて仕方がない

・途中まで読んでいた小説の続きが気になって、勉強が手につかない

そうです！

ポイントは「続きが気になる」ということ。

何事も「区切りのいいところ」までやると気分がいいものですし、逆に途中になっているとそれが気がかりになります。

この「気がかり」こそ、やる気の証《あかし》であり、ドーパミンが出やすい状態を示しているのです。

たとえば、1冊の本を読んでいて、章が終わるところや、場面転換があるところなど、ちょうどいい区切りのところまで来ると一服したくなります。ここで本を置いてしまわずに、次の章や場面のところまで少しだけ読んでおくようにします。

すると、そこでひと休みしたあとでも、続きが気になって、すぐまた本に集中できるのです。

この方法は、他にも、英会話の再勉強とか、はじめての楽器の練習など、新しいことにチャレンジする際にも大いに使えます。

「今日はここまで」というところから、もう一歩だけ踏み出しておく。これって、考えてみれば、いい仕事をする人はみんな自然にやっていることですね。

2 「続けること」が大事――だからこのコツ

この本ではさまざまな「頭にいい習慣」をお伝えしていますが、新しいことに取り組むときに「三日坊主」にしないためには、こっそりやっておくといい方法があります。

名づけて「夏休みのラジオ体操会方式」。

子どもの頃、夏休みに学校の校庭や神社の境内などに集まってやっていたラジオ体操会です。

出席すると、首からぶら下げたカードに出席スタンプを押してもらったり、シールを貼ってもらったりして、全部押されたら町内会からお菓子やおもちゃがもらえました。

このスタンプやシールがたまっていくほど、「今日もさぼれないぞ」という気持ちが強くなり、眠くて早起きがつらい日でも出かけて行ったものです。

これは景品につられた形ではあっても、スタンプを押してもらうことで「今日もよく来たね」と褒《ほ》められたことが励みになっていたのでしょう。

このやり方を自分でやってみてはいかがでしょうか。


ちょっと気恥ずかしいですが、**自分褒め用の「スタンプ帳」をつくったり、手帳に○印をつける**のでもいいでしょう。

たとえば、ウォーキングした日、禁酒した日、食事を腹八分目で我慢できた日、英会話の勉強を30分した日……にはシールを貼る（○印をつける）という方法です。シールや○印が揃った〝皆勤賞〟を見ると達成感が倍増されます。

とはいえ、ときには、用事や天候などで、できない日も出てきます。そんな日でも、全然やらないよりは、たとえ予定の10％や20％程度しかできなくても、やっておくことが大事です。

しかも、**「いつもと同じ時間」に行なうこと**。そうすることで、私たちの体に備わっている「体内時計」のリズムにそった行動になるため、習慣として身につきやすくなるのです。

もしウォーキングを習慣にしようというのなら、雨の日にはこんな方法はいかがでしょうか。

ウォーキングに出かける時間に近所のスーパーへ行き、店内をいつもより念入りに見て歩くのです。

「ふだん行かないコーナーで、新しい商品を見つけてやろう」というくらいの気持ちで行くと、気づかないうちに結構な歩数になってきます。その日はそれで、自分のノートには十分に「○印」をつけられます。

習慣づけようとしたとき、いろいろな事情で途切れ途切れになると、いつの間にかできなくなってしまうことがあります。

続けるためには、ちょっとした工夫が重要になるのです。

3 朝のNHK「連続テレビ小説」を見ながらでも

脳にとって、今までやっていなかったことをやるのは大いにいい刺激になります。本書でここまであげてきた中でも、早速できそうなものがあることでしょう。

では、それを「早く習慣にしてできる」ようになる、とっておきの方法をご紹介します。

まず、**習慣にしたいことを頭の中で決意するだけでなく、「具体的に紙に書き出す」**こと。それを何度も見返すことで、脳が刺激され、しっかりと意識に刻むことができるからです。

たとえば、「来年の正月までに体重を3kg減らす」や「歯のブラッシングを1

日4回しっかりやって歯周病を防ぐ」など、目標の数値や目的を具体的に入れるといいでしょう。また、そのときに赤字のペンで書いておくと、より強く意識にすり込むことができます。

次に、習慣にしたいことの前に行なう、**「ウォーミングアップ動作をつくる」**ことも役立ちます。これは、どうも気乗りがしないという心理的な抵抗をなくす効果があるからです。

たとえば、「日記を書く」ことを続けたいなら、**鉛筆で書くようにして、日記を開く前に「鉛筆を削る」動作をひとつ加える**のです。

「鉛筆を削る」→「日記を開く」という一連の流れをつくってしまうことで、「今日は面倒だな」という心理的ハードルを下げることができます。

さらに、**もとからある習慣に続けて「セットでやる」**ことも有効です。

たとえば、もともと「朝、コーヒーを飲む」という習慣があるなら、それに続けて「英会話の勉強を30分やる」という新たに身につけたい習慣をセットにするのです。何度か続けてセットで行なううちに、朝、コーヒーを飲むと、英会話の勉強をするのが当たり前となります。

他にも、**「同時にセットでやる」という方法**もあります。

たとえばスクワットを日課にしようというときは、朝のNHK「連続テレビ小説」や、お昼の15分ほどのニュースを見ながらやるのです。すると、その番組を見ながらスクワットをするのが当たり前になっていきます。ただ、「スクワットを1日○回やろう」と決めて取り組みはじめるよりも、無意識のうちに毎日できるようになりやすいのです。

ただ、一点だけ、気をつけておきたいことがあります。

それは、一度にあれもこれもと新たに取り組もうとしないこと。ひとつの習慣が身につくまでの間は、それに絞るようにします。

新しく習慣にするためには、脳の中にそのための神経回路をつくらなければなりません（157ページ参照）。

ですから、「朝の英会話」「昼のスクワット」「夜の日記」と3つを毎日やろうという決意はいいのですが、朝はコーヒーを飲んでから英会話の勉強、昼はニュースを見ながらスクワット、夜は寝る前に鉛筆を削ってから日記を書く……では脳は大変です。

まずは、「朝の英会話」からはじめて、それが当たり前のことになったら、次に「昼のスクワット」か「夜の日記」に取り組むようにすればいいでしょう。「向上心」は脳にとってもいいものですが、欲張ったり、あせってはかえって負担になって身につかなくなるのです。

4 「つい、ラクをしたがる脳」にがんばる力を与える

私たちの脳は、もともと「ラク」をしたがるようにできています。

なぜなら、日常生活の中で行なうことを、そのたびに思い出したり、確認したりしていては疲れてしまうから。

たとえば、食事をするときにいちいち、「箸はどう持つものだったっけ？　そうか、こう持ち、こうやって食べ物をつかんで口に運ぶのか」とか、「このフォークで、どうやってパスタを食べるのか？」……などと戸惑っているわけにはいきません。

朝、起きたら顔を洗い、歯をみがいて髪を整えるのも、**いちいち手順を確認し**

ないでできるのは、それが習慣になって、考えなくても手が動くようになっているおかげです。

街に出てはじめて遭遇する出来事に対処するときなど、新しく頭を使って行動しなければならないことなどのために、脳はふつうのことに対してはエネルギーをムダ使いしないように備えているわけです。

例にあげた食事や洗面のように、当たり前にできるようになっていることは、難しくいうと、脳の中に「習慣の神経回路」ができている状態です。この神経回路ができるおかげで、いちいち頭で考えなくても、体が自動的に動くのです。

これが増えていくことは脳の活性化につながるので、シニア世代になってからも、**新しい習慣を身につけていくことは重要**なのです。

脳を刺激するために、新しい習慣を身につけていく上で、より効果的な方法があります。

それは、「イメージ・トレーニング」。

スポーツの世界で取り入れられていることはご存じのことと思いますが、イメージし続けることでそれが本当にできるようになる、ということです。

このメリットを私たちも活用しない手はありません。

たとえば、これからウォーキングを新しい日課にしたい、と決意したとしましょう。

そのとき、自分がウォーキングしている姿を鮮明にイメージするのです。

たとえば、「スリムになった自分が、颯爽《さっそう》と進んでいく姿」くらいだったら、誰もがイメージできるでしょう。

それに、もっと彩りをつけてイメージしていくのです。

「満開の桜の下を、まだ花見客がやってくる前の朝、花を独占して歩いている自分」

「夏の旅先で、砂浜をキュッ、キュッと踏みしめながら歩く自分」

「空気が少し冷たく感じる明け方、紅葉しかけた街路樹を見上げながら進む自分」


どうですか。

なんだか、今日歩きに出かけるのも楽しみになってきませんか。もちろん、「歩いているとすれ違う人と、にっこり微笑み合ってちょっとドキドキ」というイメージだっていいですよ。

こんなイメージ・トレーニングによって、ウォーキングが楽しいものとして脳に植えつけられ、いちいち今日は行こうかどうしようかなどと思い悩むことなく、当たり前にできるようになっていくのです。

5 自分の体の「ちょっとした変化」にも気づきやすくなるために

さあ、いい「イメージ・トレーニング」（158ページ参照）をやった効果もあって、本格的に取り組みはじめたウォーキングが軌道に乗ってきました。

そこで、より一層、この「頭にいい習慣」を確固たるものにするために、簡単なもうひと工夫をしておきましょう。

それは、**自分がやってきたことを「見える化」していく**ことです。

「見える化」というと、ビジネスの社会の話のようですが、頭にいいことを続けるために、大いに役立つのです。

といっても、難しいことではありません。

「何歩歩いたか」
「何分歩いたか」

などを、**「数字」として見るようにするだけ**でいいのです。

最近は、安価の歩数計も売られていますし、スマートフォンのアプリでも歩数や消費カロリーをカウントできるようになっています。

そして、これを**記録していくと一層いい**でしょう。

振り返ってみたとき、それまでの自分の努力や進歩が具体的にわかります。それによって、「もっとやるぞ！」という意欲にもつながっていくのです。

合計の歩数を足し算して、歩幅とかけ算することで、歩いた距離がだいたいわかります。

たとえば、歩幅が60㎝（0・6m）で合計3000歩歩いたとすれば、1800m（1・8㎞）です。

これを日々足していくことで、「東海道を歩き切ること」や、ゆくゆくは日本一周分を歩くことだって夢ではありません。

こんな形であれ、「達成感」を得ることは、脳にとっても非常に重要です。

そして、もうひとつ。

毎日、同じことをすることは、体の定期的なチェックをしていることにもなります。

ウォーキングを終えて帰ったら、必ず体重計に乗るようにすれば、日々の体重の変化がよくわかります。

もちろん、その時々に食べたものや、とった水分、また排せつの状態によって数百gの体重は変動しますから、体重計の数値にあまり一喜一憂する必要はありません。

しかし、毎日記録することで、1カ月、2カ月、半年というスパンでの体重の変化が見えてきます。

毎日歩くことで、体調の変化にも敏感になってくるでしょう。

せっかくウォーキングをするのですから、**頭への刺激も、気持ちの達成感も、そして体の健康も、どんどんメリットを得たい**ものですね。

6 「身支度」がその人の頭の状態を表わす

ここまで、「新しい習慣」を身につけることが頭への「いい刺激」になると、おすすめしてきました。逆にいうと、「今までの習慣」をやめてしまうのは、頭への刺激が減ってしまうことになるので、よくありません。

たとえば、当たり前にやっていた「朝、新聞を読む」のが、なんだかおっくうになってきた、気づかないうちにやらなくなっていた……ということは、脳の中の、「朝、新聞を読む」という「習慣の神経回路」（157ページ参照）が失われてきた状態といえるのです。

習慣はつくるのは大変ですが、やらなくなってしまうと簡単に壊れてしまうもの。だからこそ、「今までの習慣」をこれからも続けることは、頭の働きを活発にさせておくために役立ちます。

もしかして、「今日は出かける用事がないから」といって、男性なら日課のひげそりをしなかったり、女性だったらスッピンでいたり……などという日がありませんか。それではいけません。こんな話を聞いたことがあります。

大学の教授を長く務めた高名な文化人が、大学を定年退職して自分にあるルールを課しました。それは、どんな日であれ、朝起きたらすぐにパジャマから部屋着に着替えること。

一日中家にいる日など、ついパジャマのままで過ごしがちになるので、自分自身の中でメリハリをつけるために、朝起きたら着替える習慣を続けたわけです。

まさにこれは、脳の「習慣の神経回路」を守る上でも非常に重要なこと。朝の身支度ひとつでも、頭のいい刺激になりうるのです。

7 「お金を払うとき」こそ実戦の脳トレチャンス

最近はコンビニなども、現金でなく電子マネーやクレジットカードで払う人が増えています。たしかに、カードを使って「ピッ」とやるだけでいいのですから、簡単で普及が早いのもわかります。

しかし、その便利さの裏側で、「お金を払う」という脳にとって非常に重要なトレーニングが、おろそかになっているのはおそろしいことです。

レジでお金を払うということは、合計金額を暗算してだいたいの目処《めど》をつけておいたり、財布から手早くお札と小銭を出したり、お釣りの額や計算が合っているかその場で確認したり……とさまざまに頭を使っています。**金額に合わせて数種類のお札、小銭を的確に組み合わせなければなりません。**

この絶好の脳トレのチャンスをみすみす逃す手はないでしょう。

レジが混んでいるときなどに、支払うのにちょっと時間がかかって後ろの人に迷惑になるのではと、とりあえず大きなお札ばかり出すようになったら、二度とキッチリ払えるような状態の頭には戻れません。

レジでの支払いは現金で。それもできるだけ額をぴったり払うようにしましょう。いい習慣を守るためには危機感や不安感などでも、いいきっかけになります。

レジでの支払いも、もし、列の後ろの人に舌打ちされたりしたらやる気に火をつけるチャンス。

「ヨーシ、今度は手早くキッチリ出してやる」と思えたら、それは脳にとっていい状態といえるのです。

6章

100歳まで大丈夫な頭をつくるために

「新しいこと」に上手にチャレンジするために

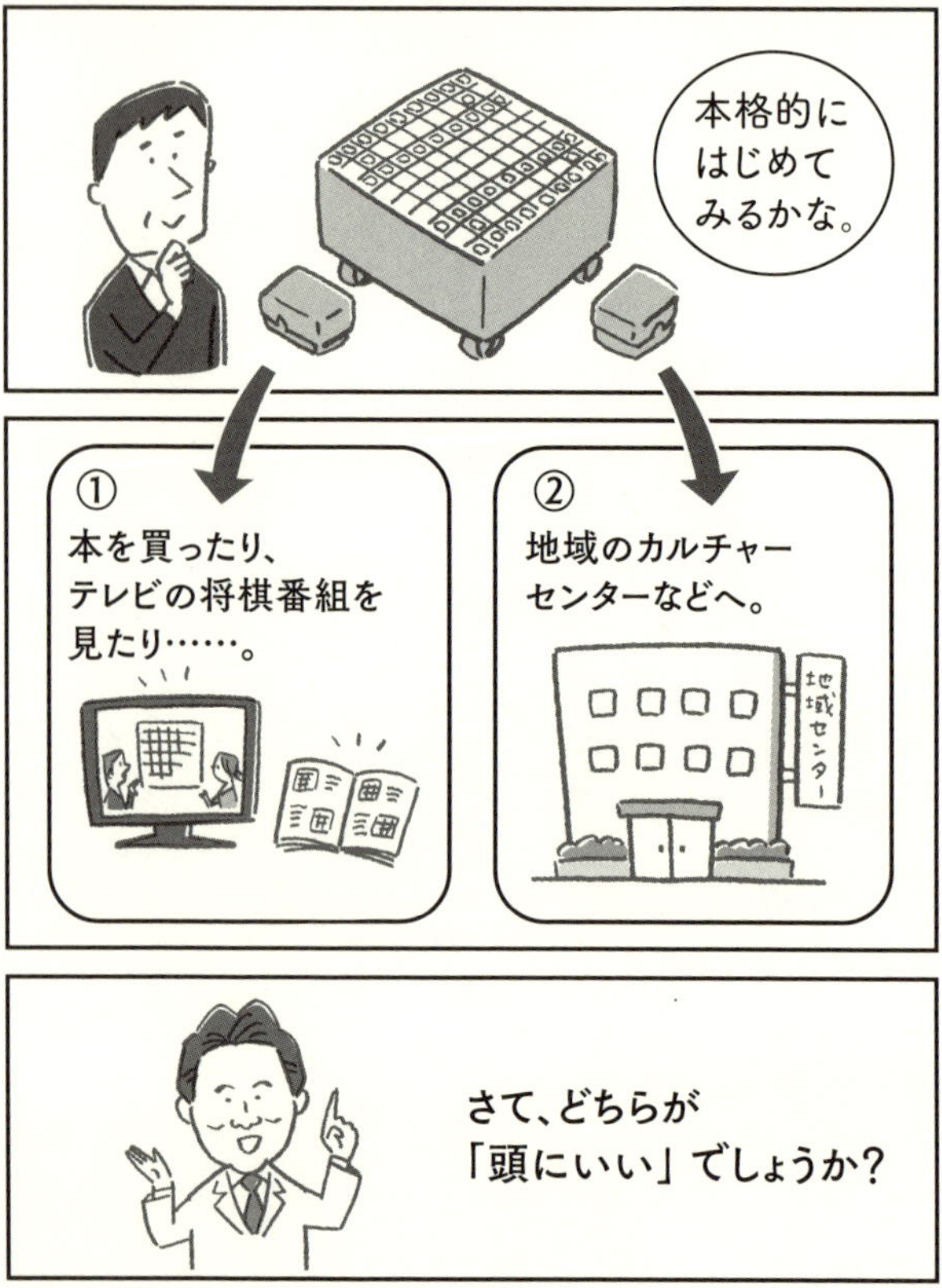

本格的にはじめてみるかな。
①
本を買ったり、テレビの将棋番組を見たり……。
②
地域のカルチャーセンターなどへ。
地域センター
さて、どちらが「頭にいい」でしょうか？

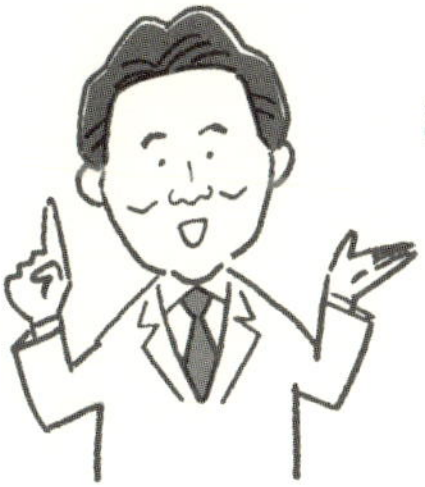

おすすめは、②です。

新しいことを
はじめるには、
「仲間がいること」が
大切です。

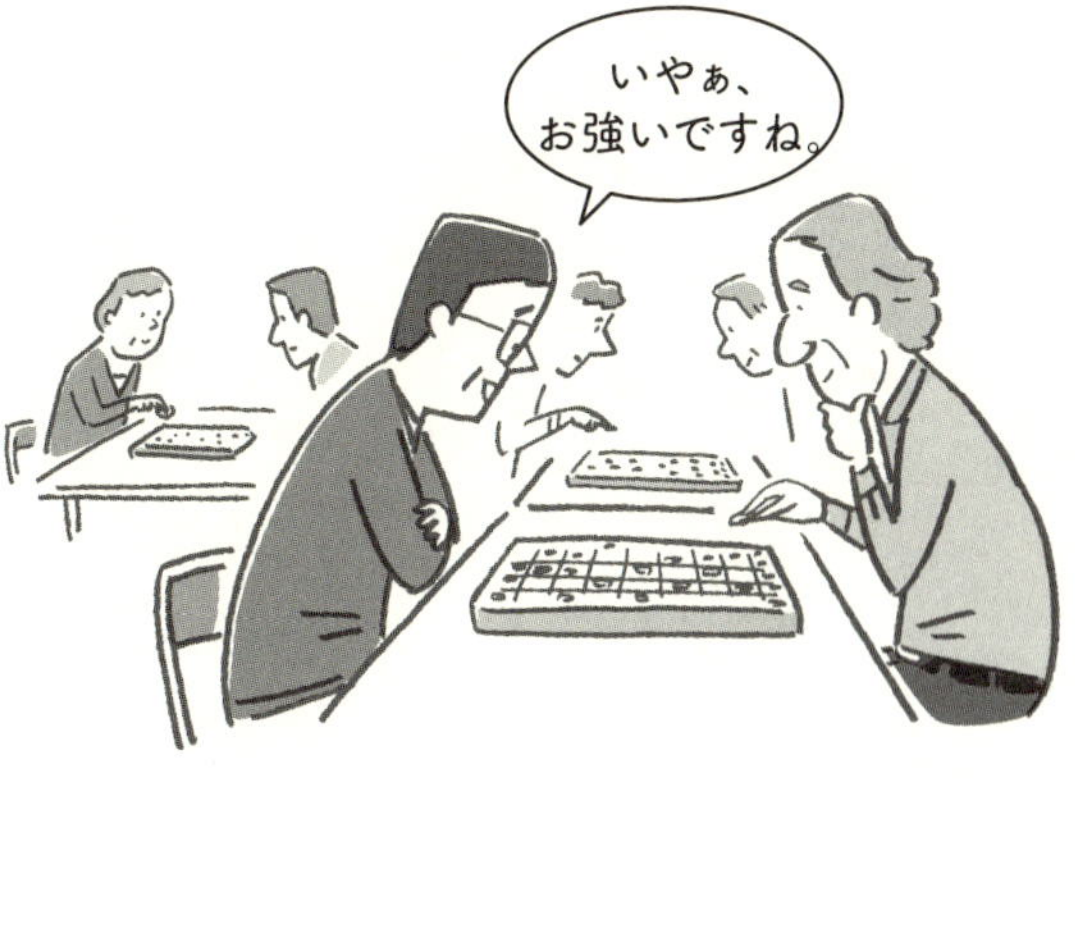

→くわしくは、172ページへ

1 これからは積極的な「キョウヨウ」と「キョウイク」

かつて『頭の体操』シリーズが大ベストセラーになった、心理学者の多湖輝《たごあきら》さんが、これからのシニアには**「キョウヨウ」**と**「キョウイク」**が必要だと述べました。「教養」と「教育」ではありません。

キョウヨウは**「今日、用がある」**、キョウイクは**「今日、行くところがある」**ということ。

脳の活性化という点で、この2つはとても大切です。

60代から積極的につくりたい「今日の用事」「今日、行くところ」として、これまでにやったことのない趣味やサークルに参加することは、より刺激的で有効です。

クリニックに来られる多くの方々に接してきて、上手に新しいことにチャレンジされているケースには、次の3つの共通項があることに気づきます。

①面白いと思えること
②続けやすいこと
③仲間がいること

とくに③の「仲間がいること」は非常に重要です。

仲間の手前、自分だけの都合で簡単にやめるわけにはいかないので、②の「続けやすいこと」につながります。そして、はじめのうちは本気になれなくても、続けているうちに①の「面白いと思えること」になってきます。

そして何より、仲間との交流は、脳を大いに刺激します。コミュニケーションをとる中で相手を気づかったりすることで脳を積極的に働かせ、いい刺激になります。

最近は自治体でも、中高年にとって人との交流が脳トレになるとして、さまざまな試みがなされています。

たとえば、**ダンスや合唱、楽器の演奏、健康マージャン**など、その他多くのメニューを用意しているところもあります。一度、お住まいの地域の役所にあたってみるのも手でしょう。

ちなみに、『人間通』のベストセラーなどで知られた評論家の谷沢永一《たにざわえいいち》さんは、人から好まれるもっとも大切な素質として、「可愛気《かわいげ》」をあげていました。

生まれながら持ち合わせている人はともかく、谷沢さんは、可愛気は足りなくても心がけしだいでその次に大切なことである「律気《りちぎ》」になれると励ましてくれています。

「律気」とは、相手を大切に思い敬《うやま》うことでしょう。それができる人が社会との接点を持ち続けられ、頭がつねにイキイキした状態でいられるのです。

2 「場の空気に敏感」であり続けることが大事

100歳まで元気な人は、脳の中でもとくに、人との交流のために必要な「社会脳」がよく働いています（4ページ参照）。

具体的にいうと、**「場の空気を読む」**のが上手ということ。これは、**「あうんの呼吸」**とか**「以心伝心」**などということでもあります。

場の空気がつかめると、相手の思いや感情に寄り添うことができるため、お互いに気持ちのいい関係が築けます。

いつもイキイキした頭を保つのに大切なのは、**人の心を察する能力**にもあるのです。

最近の研究で、この能力には、次の3つのことが大きく関係していることがわかってきました。

①表情から感情を読み取ること
②反応を予測すること
③自分の心を振り返って意思決定すること

たとえば、どういうことでしょうか。

あなたが電車で座っているとき、若い女性が目の前に立ったとします。見ると顔色がよくありません。貧血気味なのか、つり革にぶら下がるようにしています。

それを見てこう考えるでしょう。「つらそうだな。きっと席に座りたいと思っているのではないかな」と、女性の表情から感情を読み取ります（①）。

さらに、自分が席を譲ったときの女性の反応を予測することでしょう。「年上の自分が席を譲るといえば遠慮するかな。いや、この様子ならおそらく受け入れるだろう」と（②）。

その上で、「自分も疲れているけれど、降りる駅まであと10分ほどだし、まあいいか。席を譲ろう」と立ち上がるわけです（③）。

これは見知らぬ人を相手にした例ですが、誰に対してもこうした接し方のできる人は、脳をフルに使いながら、まわりといいコミュニケーションをとっていくことができます。

相手の目と視線、それに表情をさりげなくチェックすること。

これは脳にとって高度な刺激になります。私たちの顔、とくに目には感情の変化が出ていることが多いので、そこに敏感であることは「社会脳」がよく働いている証拠です。

そのためには、自分自身ができるだけなごやかな気持ち、穏《おだ》やかな感情を保っていなければなりません。

ちょっとイライラしていたりすると、そういう余裕も生まれてきません。まさに短気は、頭にとっても損気です。

3 「人から微笑まれ、人に微笑み返す存在」は得をする

あくびをしている人を見ると、なんだかつられてあくびが出てしまう。
よく笑う人と一緒にいると、思わずよく笑うようになる。
逆に、不機嫌な人といると、どうもこちらもイヤな気分になる……。

日常で何となく起きているようなこれらのことも、私たちの脳、とくに社会生活を営んでいく上で必要なところにかかわっています。

私たちは、たとえ**見知らぬ相手であっても、一緒にいると人につられてしまう**ことがあるのです。

体の動きはもちろんのこと、気持ちまで人に伝わるのです。

たとえば、母親が赤ちゃんに笑顔で話しかけたり頬《ほお》ずりしたりしている様子を目にします。

すると、こちらも自然とやさしい気持ちになり、つい顔もほころんでしまいます。専門的にいうと、見ている自分の頭の中でも、母親と**同じ脳の部位が活性化している状態**です。

私たちは、知らない同士でも、言葉をかわさなくても、まるでテレパシーのように何かを伝え合うことができるのです。

「視線を感じる」といいます。

人混みの中であっても、何だか後ろから見られているような気がして思わず振り返ったりしたことがないでしょうか。これもそうした不思議な能力の一種かもしれません。

ならば、まわりから「いい影響」を受け、自分からも周囲に「いい影響」を与える存在でありたいもの。

おすすめは、**「微笑み」と「微笑み返し」**です。

ちょっと気恥ずかしいかもしれませんが、自分から微笑みをもって人と接すると、相手にもそれが伝染し、微笑みを返してもらえるようになりやすいのです。

これについて、私自身、かつてイギリスに行ったときに経験した印象的な思い出があります。

歩いていて見知らぬ人と、たまたま視線がぶつかり合うことがありますが、一般的に日本人は、反射的にパッと目をそらす人が多いもの。最近は若い女性で目が合った相手が中年の男性なら、「どこ見ているのよ」といわんばかりに、目が吊り上がる人もいるかもしれません。

ところがイギリスでは、目が合った相手が誰であっても、若い女性がニッコリ微笑むのです。すると、思わず自分もニッコリ微笑み返していることに気づいて、我ながらびっくりしたことがありました。

これはまさに、お互いの脳へいい影響を与え合っている状態ですね。それから先のイギリスでの滞在が、一層楽しくなったことはいうまでもありません。

4 頭が一番イキイキする瞬間とは

ちょっと難しくなりますが、私たちの脳には**「ミラーニューロン（鏡の脳細胞）」**という神経細胞があります。

これは「類は友を呼ぶ」という言葉があるように、相手の姿形がまるで鏡に映っているように自分に影響してくる現象をつくります。

何だか似た者同士が友人になったり、長年連れ添ったパートナーが何となく似てきたり……、飼い犬が飼い主に似ているかどうかはともかく、これらも、「ミラーニューロン」が関係していたのです。

ちなみに、男性よりも女性のほうがこの神経細胞が働きやすいといわれています。

そのため、世界中どのような文化圏であっても、一般的に女性のほうが男性に比べて、相手と上手にうちとけて人づきあいが得意なのは、ここに原因があると考える研究者もいます。

実際、女性同士は少々年齢が離れていたり、初対面でもすぐに親しげに話ができるようになるのに対して、男性同士はなかなかそういきません。

女性たちは無意識のうちに、**さりげなく相手を観察し、しぐさをまねたりして、うちとけやすい雰囲気をつくっている**のかもしれません。

これは社会生活を営む脳を鍛える上では、大いに学びたいところ。

初対面の女性同士がどうやってコミュニケーションをつくりあげていくのかを知るのも、「ミラーニューロン」を活性化するいい機会になるのです。

5 脳にとってプラスの「ログセ」

私たちが人から何かをもらってうれしいときは、脳が活性化していることがわかっています。

こうした目に見えるもの（物理的報酬）と同じように、相手から「ありがとう」などと言葉をかけてもらう（**「コミュニケーション報酬」**といいます）と、やはり脳が活性化します。

これは言葉だけでなく、笑顔を向けられることでもいいのです。

この「脳を活性化させるチャンス」をどんどんつくって、活かしていきたいもの。

そのための方法は、簡単にできて準備も何もいりません。たとえば、**街中で困っている人に声をかける、手伝ってあげる**だけでもOK。外国人相手だっていいでしょう。知らない相手も、そうすることで笑顔で応じてくれたり、あたたかい言葉が返ってきます。あなたも「コミュニケーション報酬」を受け取ることができ、脳にいい刺激となります。

何かと忙しい毎日で、電車に乗るときや駅のエスカレーターでも、ついつい〝我先に〟となりがちです。

そんなとき**「お先にどうぞ」**とすることで、「コミュニケーション報酬」を受け取ることにつながります。アメリカ人はよく「アフター・ユー（あなたのあとで私が）」とごくごく自然に口にします。

これは自分の頭にもいいことをもたらす言葉。ぜひ参考にしたいですね。

6 「ふだんしないこと」はこんなにも頭に刺激になる

面白い研究があります。

ニコラス・ハンフリーというイギリスの心理学者によると、人間の脳が他の動物と違って大きく発達したのは、複雑な社会生活を送ってきたためだとされます。

たとえば、私たちは街中で大勢の中から、一瞬にしてひとりの知り合いを見つけ出したりすることができます。

これは視覚にかかわる脳の部位が働いて、得られた視覚情報に、これまでの経験や知識を照らし合わせて総合的に判断しているからこそできる、すごい技です。

総合的に脳を使うこんなトレーニングを、日常生活でやってみてはいかがでしょうか。

たとえば、出先のカフェで一服するとき、ただコーヒーを飲むのではなく、できれば人通りがよく見える窓側の席を取りましょう。

そこで、**ふだんあまりやらないことをやってみる**のです。

若い男性の服装の傾向や変化の観察と分析などいかがでしょうか。なぜスーツ姿なのにスニーカーをはいているのだろうとか、いわゆるビジネスバッグではなくリュックにもなるタイプを持っている人が案外多いとか……。

多くの人の中で、異なる点がある人を見つけ出して、その違いに着目する。

いつもと違う視点で物事を見ると、ふだん考えないようなことを考えることにもなるので、頭への一層の刺激になります。

研究によれば、私たちは脳の半分も使っていないとされています。

逆にいうと、半分はまだ眠っている状態です。これを専門的には「脳の予備力」といいますが、**頭に刺激を与えることは、この「脳の予備力」を引き出すこと**でもあります。

今までやったことのないことにチャレンジするのは、これまで使っていなかった「脳の予備力」を引き出すことにつながるはずです。

毎日「新しい発見」を

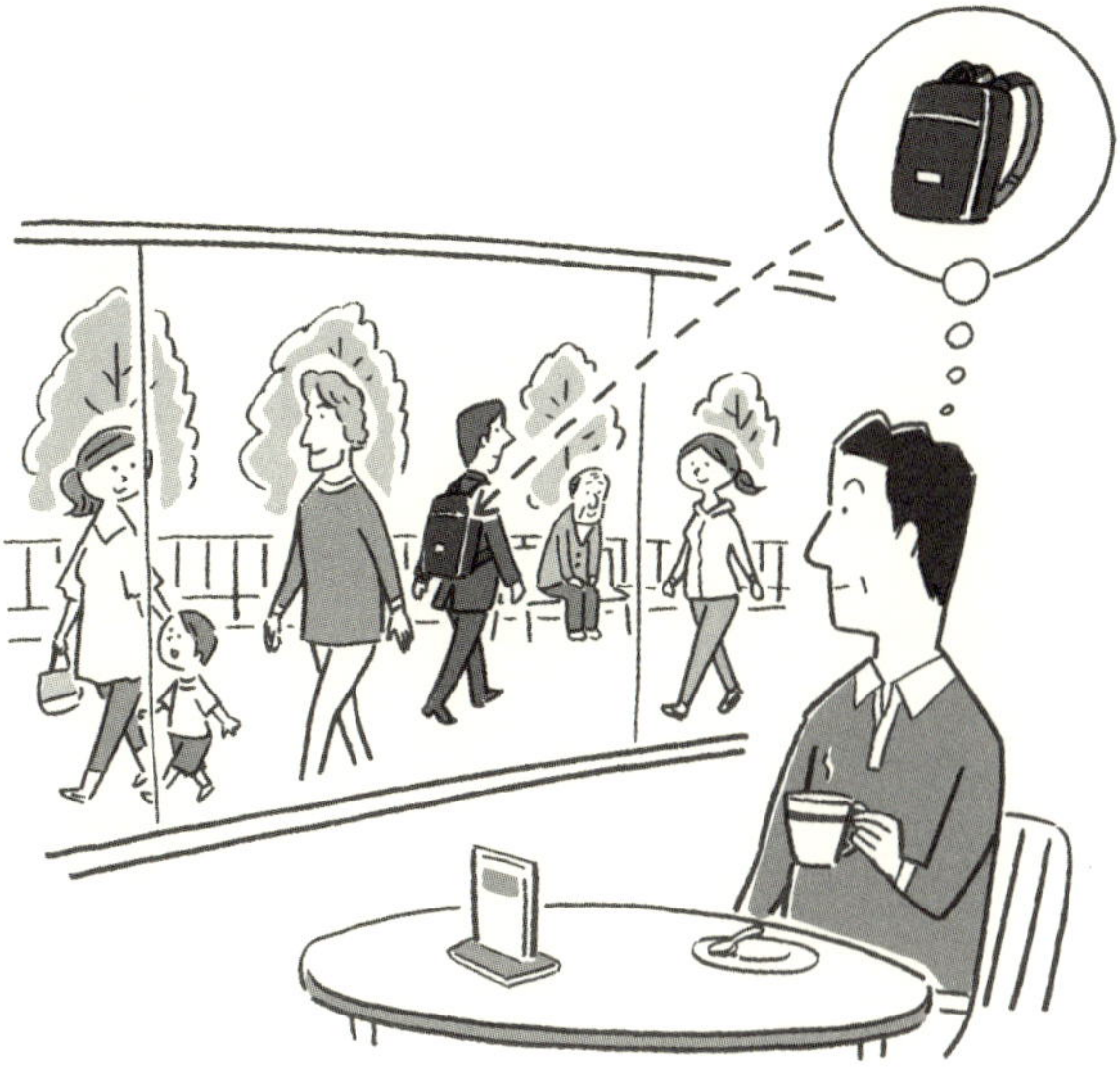

▶▶ たとえば、道行く人を観察して変化や流行を探す。
「新しい発見」が脳の活性化に

7 「人を褒めること」は究極の脳トレ

ここまで60代からの「頭にいい習慣」を取り入れるための数々の方法にふれてきましたが、最後にとっておきのひとつをあげておきましょう。

それは、積極的に「人を褒《ほ》めること」。

何だか人づきあいのコツのようですが、これは脳へのいい刺激となる「褒める脳トレ」です。

褒めるためには、その人をよく見て「いいところ」「素敵なところ」「前と変わったところ」などに気づき、それにふさわしい言葉を選ばなくてはなりません。

やみくもに褒めても、薄っぺらなお世辞や社交辞令のように受け取られてしまいかねません。

しかも、その相手が、家族か友人か知人か初対面なのか、あるいは、今どういう状況なのかによっても言い方が変わるでしょう。それだけでも、**脳を活発に働かせている**わけです。

せっかくなら相手にも喜ばれて、自分もうれしくなる褒め方ができるといいですよね。しかも、こんな褒め方こそが、脳のトレーニングとしてもっとも効果が上がります。

なぜなら、喜ばれるということは、**相手をしっかりと観察できて、その人が気づいてほしいところをズバリ的確に表わすことができている**という証拠。自分の頭をフル稼働させることができているのです。

服装や持ち物などの見た目のように一瞬で目に入ってくる情報だけでなく、できるだけ、相手が「がんばっているところ」「気づかっているところ」など、内面や時間の経過を追って褒めてみてはどうでしょうか。

いつも一緒にいるパートナーやよく会う友人など、身近な人にこそ、「今日のおかずの味つけが、すごくおいしかった。何かいつもと違う工夫をしたの？」「この前会ったときより、何だか元気そうだね。体にいいことでもはじめたの？」など、褒めるようにします。

こういう視点で相手を見直すことで、「褒める脳トレ」の回数が自然と増え、相手ともよりよい関係が築けます。こんなに手軽にできて、さまざまな効果を得られる脳トレはなかなかないと、私自身、実感しています。

毎日の何気ない暮らしの中に、脳にいい刺激を与えるチャンスはたくさん転がっています。自分の脳はちょっとした工夫しだいで、いくらでも活性化させることができるのです。

毎日の積み重ねが、1年後、3年後、5年後、10年後……と大きな差になっていくことでしょう。「頭にいい習慣」こそが、これからの人生をさらに充実させてくれるのです。

おわりに

これまで30年以上にわたって、脳の研究や認知症の治療に取り組む中、多くの方々が改善していく様子を目《ま》の当たりにしてきました。人間の脳は、いくつになっても変わることができるのだと実感しています。

医学の進歩により脳のさまざまな機能が明らかになっていますが、最近の研究から、孤独やうつが認知症のリスクを高めることもわかってきました。

孤独は脳を萎縮させ、「やる気ホルモン」といわれるドーパミンの分泌を減らすことに……。

たとえ、静かな環境が好きな人であっても、孤独は心身の健康ばかりでなく、脳にもよくない影響を及ぼしてしまうのです。

私たちは多くの人とのつながりの中で生きています。

ですから、脳がとくにイキイキと活性化するのは、人から必要とされたり、喜ばれたり、褒められたり、感謝されるなど、「幸せ」や「生きがい」を感じるときといえます。つまり、「社会脳」がウキウキしている状態です。

この本で取り上げた「60代からの頭にいい習慣」をひとつでも習慣化すれば、これまで以上にまわりとのコミュニケーションが豊かになったり、新しいことにも前向きにチャレンジできるでしょう。

毎日をもっと活気あるものにするには、「頭にも体にもいいこと」を楽しく、当たり前のこととしてやれるかどうかにかかっているのです。

朝田　隆

本書は、本文庫のために書き下ろされたものです。

朝田　隆（あさだ・たかし）

東京医科歯科大学特任教授。筑波大学名誉教授。認知症の早期発見と早期治療に特化した「メモリークリニックお茶の水」理事長。

１９５５年生まれ。１９８２年東京医科歯科大学医学部卒業。30年以上にわたり、１万人を超える認知症、および、その予備群である軽度認知障害（ＭＣＩ）の治療に従事。認知症予防の第一人者として、テレビや新聞、雑誌など多方面で活躍中。

豊富な臨床経験と最先端の脳科学研究に基づき独自に考案した「脳を活性化するメソッド」は、これまでにない日常生活に役立つ脳トレとして、全国から反響を呼んでいる。

主な著書に『効く！「脳トレ」ブック』（三笠書房）、『脳を鍛える大人のスケッチ』（アスコム）、『ボケない暮らし30カ条』（法研）などがある。

知的生きかた文庫

専門医《せんもんい》がすすめる
60代《だい》からの頭《あたま》にいい習慣《しゅうかん》

著　者　朝田《あさだ》　隆《たかし》

発行者　押鐘太陽

発行所　株式会社三笠書房

〒一〇二-〇〇七二　東京都千代田区飯田橋三-三-一

電話〇三-五二二六-五七三四〈営業部〉
〇三-五二二六-五七三一〈編集部〉

http://www.mikasashobo.co.jp

印刷　誠宏印刷

製本　若林製本工場

ISBN978-4-8379-8554-9 C0130

知的生きかた文庫

60歳からの人生の愉しみ方

山﨑武也

人生で一番楽しい時がやってくる60歳、自分のための人生を始めよう！　一読すれば「新しい人生のステージ」に踏み出すエネルギーがみなぎってきます。

ズボラでもラクラク！飲んでも食べても中性脂肪コレステロールがみるみる下がる！

板倉弘重

我慢も挫折もなし！うまいものを食べながら！最高のお酒を味わいながら！好きに飲んで食べてたいズボラな人でも劇的に数値改善する方法盛りだくさんの一冊！

体がよみがえる「長寿食」

藤田紘一郎

〝腸健康法〟の第一人者、書き下ろし！年代によって体質は変わります。自分に合った食べ方をしながら「長寿遺伝子」を目覚めさせる食品を賢く摂る方法。

小さな悟り

枡野俊明

「雨が降ってきたから傘をさす」――それくらいシンプルに考え、行動するためのホッとする考え方、ハッとする気づき。心が晴れる99の言葉に出会えます。

気にしない練習

名取芳彦

「気にしない人」になるには、ちょっとした練習が必要。仏教的な視点から、うつうつ、イライラ、クヨクヨを〝放念する〟心のトレーニング法を紹介します。

C50349